現代中華藥膳

陳奕峰 ◎編著

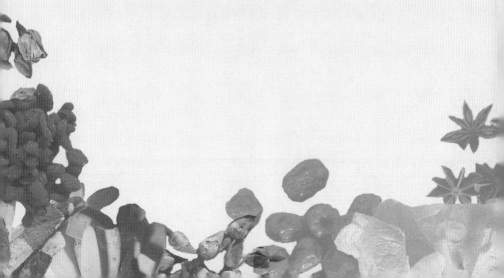

序 一

　　十年前曾應行政院僑務委員會邀請在中華函授學校開課，以華文義務授課「中國醫藥常識」並出版錄影帶，提供海外僑胞進修養生保健。當時以為課屬專業不易受人歡迎，沒想到剛剛相反。海外選修絡繹不絕，馬來西亞、印尼、泰國諸多東南亞僑胞團體更有邀請前往實地講授、座談或義診。華僑青年循此回國進修者亦有之，每年申請入學進修函校課程的海外僑胞都在七千人到一萬人左右。十年前的小朋友，現在應該都已長大成人，服務人群。其中執壺濟人者亦不乏其數。奕峰君是其中一人。他曾在日本求學，以後考入北京醫藥大學中醫學系學醫。畢業後赴美參加美國加州中醫師考試及格，就在洛杉磯落腳。而今成家立業，有空也想多作些有益社會的事，乃將僑胞經常問及的有關中國傳統留下來的藥膳常識簡要列出，供親友參用。期能舉一反三，創新使用藥膳的新環境，達到輔助強身保健、防治疾病，用心可嘉，善莫大焉。謹敘所感，共相勉勵。

張成國

2010.08.03

序 二

　　奕峰君在台灣完成基礎教育後，離鄉背井，隻身赴北京醫藥大學中醫學系深造。畢業後轉赴美國，經加州中醫師檢定合格，在洛杉磯執業，服務僑胞。由於待人誠懇、工作勤奮、執業認真，深獲問診病家信賴。奕峰君富進取心，工作之餘，未忘吸取新知，繼續深造，先後完成並取得中醫碩士及博士學位。復將在美從事中醫工作兩年餘，患者詢問藥膳之點滴，併同歷年蒐集之資料，綜整編著《現代中華藥膳》乙冊，供親友強身保健、延年益壽、預防疾病之參考。用心良苦，堪值嘉勉。謹記數語，以資激勵。尤盼同心協力，賡續弘揚中華文化，嘉惠僑社，造福人群。

伍世文 謹誌

2010.08.10

序 三

　　弈峰君屏科大畢業赴北京醫藥大學中醫學系繼續求學畢業，在南京醫藥大學實習後，參加美國加州中醫針灸考試及格。就在加州洛杉磯就業服務。轉眼間已過兩年。由於陳君的熱忱服務，誠信勤毅，頗獲大家愛戴，有空不忘充實自己。並完成讀書心得報告，編著完成「現代中華藥膳」要我從西醫立場審閱提供意見。陳君勤奮難得，深受感動，乃予瀏覽，得知陳君能從患者立場提供常見適用食物和藥物意見，讓需用者很快獲得食用療治，用心良苦，嘉惠群黎。特予存記互勉，再接再厲奉獻社會。

陳哲煌

2010.08.15

自 序

　　中華藥膳俗稱中國藥膳是中國傳統醫學和烹調技藝相
調和，用以強身健體、預防治療的一種自然保健療法。顧
名思義就知道是以中國醫學為基礎，用食物烹調做法，引
藥配膳，美化飲食，用藥補食，達到補助營養、保健強
身、預防疾病、改善生活、延年益壽的目的。

　　藥膳的基本觀念和做法和東方人的日常生活是密切結
合在一起的。從《黃帝內經》的記載就知道三千多年來受
到的重視，歷久彌新。從二十一世紀現代人生活方式觀
察，了解東方文化的西方人喜歡中華藥膳的還是有增無
減。書店、飯店、商店、市場、餐廳有關藥膳書籍琳瑯滿
目，種類繁多，最近出版的更是醒目，菜色翻新，引人點
用。買食品或點菜要合口味外、強調注意食物的功能，有
益健身。

　　東方藥膳邁入普遍化、大眾化、細緻化已是不爭的事
實。為因應實際生活上，健身、預防疾病或輔助治療的需
要，謹依症狀類別及人身狀況分別簡要列出可輔助的藥
膳，供讀者參用。不周到地方還請多多包容。謝謝。

陳奕峰 敬誌

2010.08.20

目　錄

Contents

Contents

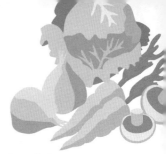

第 1 章
養生藥膳的涵義及特性

第一節　養生藥膳的涵義

　　藥膳是依循中醫藥理論下，利用中藥和食物，以烹調方法加工適合用膳者的中藥膳食。求其美味佳餚，用以達到預防、治療疾病、保健益壽的作用，亦即「飲食療法」，故又稱為「食療」。

　　以藥膳治病保健在東方的中國已有四千餘年的歷史記載。「醫食同源」的詞語，在古代先賢努力追求生存過程中經常提到，係用來提醒教導後輩重視「食療」。藥膳食療因取材便利、療效顯著，受到重視，也就一代過一代一直流傳下來。由此可知列祖列宗在生存奮鬥的過程中，有「醫療」的地方就有「食療」的觀念。

第二節　養生藥膳的特性

　　「藥膳」兩字顧名思義即可瞭解是利用食品的養分加入中藥的成分用以治療、防病或保健。因此基本上有下述特性，用以發揮其固有功能。

　　（一）藥食同用，療效顯著　古書：扁鵲云：「安身之本，必須於食；急救之道，惟在於要。不之食者，不足以全身；不明藥性者。不能以除病。」能將藥效融於美味佳餚，容易上口又能治病康健，何樂不為？藥膳只要喜歡，老少咸宜，是治病保健的良法。所以扁鵲又說：「食能排邪，而安臟腑；藥能宜神養性，以資四氣。故醫者需知食藥二性，服食即可當藥爾。」

　　（二）醫食同源，養醫兼備　先賢神農氏「嘗百草以療民族」，發現某些動、植物兼具裏腹充飢和治療疾病（藥物）的雙重功能，能養醫兼備，乃建立藥膳食療之物質基礎觀念與行動。使藥膳受到歡迎，普遍傳開，多樣創新，成為人生治病保健，追求長壽百歲的門道。

　　（三）先食後藥，減低藥物毒性副作用。先賢說：「有病先以食治，食治不癒，然後命藥」、又說：「大毒治病，千去其六；無使過之，商其正也，不盡，行復如法。」某些藥物具有毒性及副作用，使用時應減低其用量，以降低其毒副作用。先用食物治療，去除其中部分毒素，再用藥物攻除，使未盡之部分再以藥物去病，以竟其全功，做到兩全其美。

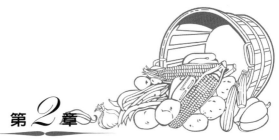

第2章
藥膳的淵源及發展過程

第一節　藥膳的淵源

　　從藥膳的涵義及「醫食同源」的歷史事實，經專家學者的查證，得知神農氏是藥膳的始祖。其《本草綱經詞》是藥膳的創始經冊。在《本草經》中，神農氏將藥膳分為上、中、下三品。

　　上品一百二十種為君，主養命以應天，無毒，多服、久服會傷人，欲輕身益氣，不老延年，用本上品，屬營養強壯藥，如人參、茯苓、大棗、枸杞子、五味子、地黃、川芎等可以經常服用。但丹砂、朴硝等雖然列為上品，是否可多服、久服則有待斟酌。

　　中品一百二十種為臣，主養性以應人，無毒有毒，斟酌其宜。欲遏病補虛羸者，本中經。對疾病有治療效果者，如當歸、黃耆、芍藥、百合等，可斟酌使用於藥膳中。

　　四物湯主治貧血、更年期障礙、產前產後諸病症。其組成包括地黃（滋補、本上品）、當歸（補血、本中品）、芍藥（養土、本中品）、川芎（行氣、本上品）。

下品一百二十五種為佐使。主治病以應地。多毒不可久服，欲除寒熱邪氣，破積聚癥疾者，本下經。只有劇毒之藥物，如大戟、附子、莞花、杏仁等。「何首烏雞」藥膳中常含有附子，應考慮其使用量、身體狀況及季節使用。

從先賢神農氏對藥膳的分類得知，神農氏對藥膳的深入探討，並警告後人使用藥膳保健、治病或預防均需就食用人身體狀況、依生理、病理以及疾病的防治或治療所需加以配料（藥），方能達成藥膳的功效。

第二節　藥膳的發展過程

藥膳的發展精緻化隨著時代的變遷而成長，以適應當時人群的口味及需要。而中醫學理論的建立到紀元前三千年左右，經春秋戰國到秦漢隋唐時期已初步形成。藥膳的運用也隨著在這時期逐步走向理論與體系化。闡明藥膳的功能以及普遍化，使其成為一般人保健防身益壽的食品、藥用兼顧的日常用品。藥膳的論述及應用大為廣泛傳用，受到大眾的重視和運用。

後人對殷代（商朝）甲骨文的考證得知，從黃帝堯舜禹湯到秦漢長期醫療經驗累積，《黃帝內經》所記載有關藥膳治病的運用已普遍深入宮廷及民間，是最早記述藥膳治病的書籍。這部內經也被尊為藥膳治療的重要經典，成為藥膳學者專家論述、著作的重要憑藉。《詩經》、《山海經》、《離騷》、《淮南子・修務訓》著述中引用的植

物、礦物和動物藥用材料高達二百四十多種，到了唐朝孟詵所作藥膳專著達一百二十八種，先後都有新的發現，增新藥效療效，也促使藥膳逐漸成為專業性行業。

第三節　養生藥膳的時代性

　　隨著時代的進步，中醫受現代科學技術影響，在藥物使用上為適應廣泛西洋人習性及服用需要，也逐步使用中藥科學製劑，惟國內仍多沿用傳統中藥飲用法。而藥膳也更重視芳香味道，以迎合使用者口味。由於藥膳具有獨特療效功能，能受使用者喜愛飲用，也能從中獲得保健、益壽或治療，所以藥膳一直受到推廣並獎勵。

　　第二次世界大戰期間，在東南亞戰區，氣候炎熱，變化大，多屬荒野地帶，食品藥物缺少，需要就地取材運用。東方藥材、食品因此大受引用。甚至研製成新藥品或食療用品比比皆是。日製有名的「征露丸」腸胃藥便是一例。大戰結束後，世界各國重建家園，改善生活品質，食衣住行不斷翻新，人身保健、治療，美化一日千里，東方藥膳的迎合也隨著加速加步，邁入大眾化、普遍化、生技化，開展三千多年來，歷史傳承的中醫藥膳走入新境界，貢獻人類，美化人生。

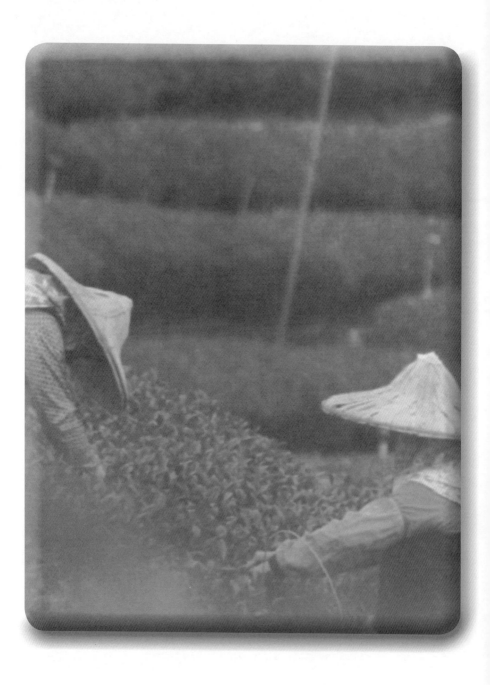

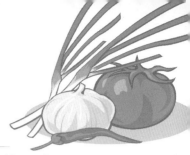

第*3*章
藥膳的材料與作法

第一節　藥膳的材料

　　有關食物的藥材記載最早的是《神農與草經》，大家熟悉的薏仁、紅棗、蓮藕、山藥等等就包括在內。明朝李時珍編著《本草綱目》列出1892種藥材，其中穀、菜、果類就有300多種。從古到今，人類不斷地透過觀察、經驗、研究、嘗試，歸納發現更多有色、香、味的藥用植物及養身用的動物、礦物、配料。研發製成許多美味佳餚、餐點及飲料。而今藥膳不但發展流行於發源地黃河、長江、大陸沿海民間地區及南亞港澳、新加坡、台灣外，在日本、歐美、韓國各地區也普遍受到重視和肯定。

　　藥膳所用的材料主要在於選擇保健食物及藥物。用以改善體質、增強體力、預防疾病或延緩老化。從人類長期求生存、尋找食物的過程中，發現用於防治的藥食、物，以及促進身體營養成分的吸收，一舉兩得。藥膳因此得以傳承四千多年而不衰。

　　藥膳融合食物中蔬菜、果實、穀類、禽畜於藥材中，兼顧色、香、味，講究口感清爽，自然回甘，促進循環，

使得老少咸宜，男女皆喜歡。藥膳的研究發展，也因能依循材料的五味、四氣來選用調和，美化人生、保健身體，所以一直受大眾喜愛，日新月異，精益求精。

至於藥膳材料的種類及其養分的分析，在醫藥發達的二十一世紀必將有更多專家學者深入探討，貢獻人類，僅就當前成名的藥膳，流行於社會各階層及坊間者，依其名稱，使用之材料，作法及功效專章簡要列述，供有心者進一步研發參用。

第二節　藥膳的作法

藥膳的作法就其藥物和食物的性質及使用者的體質或疾病的需要，而有各種不同的作法。一般餐飲作法就是藥膳的基本作法。應用燉、煮、蒸、炸或烤，因保健、防治、益壽或治病的不同，配合個人的需求，或體質的不同，加上口味的鹹淡、甘甜酸辣的不同；或燉或煮，或煎或熬、或綜合製作適切調整。使食用者喜愛，並從中產生補充人體必需之營養，進而養身保健、強身健體。

要發揮藥膳的功效，就必須使食用者在飲用後，還想繼續再來品嚐並達到對自己身體保健功效。因此對食物及藥物具有的基本「四氣」、「五味」，要有所認知，並能操作添用。「四氣」是指中醫治病中運用食物和藥物，以「寒」「熱」「溫」「涼」的特性來選用食材。「寒者熱之，熱者寒之」。換言之，治療寒症要選用熱性；治療熱症則選用寒性或涼性的食物。做到辨症施藥，藥症相合。

屬於寒涼食物，與藥物一樣，具有清熱通便、利尿、鮮毒的功效。常用的食物：（1）蔬菜類：包括茄子、蘿蔔、冬瓜、絲瓜、芋頭、竹筍、黃瓜、油菜、白菜、菠菜、苦瓜、蘑菇、莧菜、豆芽菜、芹菜、筊白、蕃茄、蓮藕、紫菜、海藻、馬齒莧。（2）穀食類：鹽、綠豆、小米、粟米、豆腐、豆豉、薏仁等。（3）果實類：西瓜、香蕉、桑葚、梨、橙、柚子、甘蔗、藕、柿子、菱角、菊花、茶葉、生蜂蜜等。（4）禽畜類：豬蹄、兔肉、麋肉、鴨蛋。（5）鱗介類：鰻魚、黑魚、牡蠣、螃蟹、田雞、田螺。

屬於溫、熱食物，與菜物一樣，具有驅寒、溫陽的功效，常用於治療寒症和陰症。常用的食物：（1）蔬菜類：大蒜、大蔥、生薑、辣椒、韭菜、黃豆、蠶豆、芥菜。（2）穀食類：麵、糯米、豆油、酒、醋、花椒、胡椒、蜂蜜、紅糖。（3）果實類：荔枝、桂圓肉、核桃肉、木瓜、鳳梨、椰子、杏、桃、李、栗子、松子、山楂。（4）禽畜類：雞肉、洋鴨、豬肝、羊肉、羊奶、牛肉、牛肚、牛腎、鹿肉。（5）鱗介類：鯉魚、鯽魚、鱔魚、海蝦、海參、鮑魚。

食物當中有些較中性平和，不偏熱也不偏寒的，通常具有開胃、健脾、補益的功能，所以一般熱症或寒症必要時都可以配合使用。常見的種類：（1）蔬菜類：山藥、花菜、葫蘆、碗豆、四季豆、扁豆、胡蘿蔔、土豆、木耳、白菜、包心菜、水芹菜。（2）穀食類：小麥、蕎麥、玉米、糯米、蕃薯、黑豆、黃豆、花生、木耳、香

菇、蜂蜜、冰糖、黑芝麻。（3）果實類：蘋果、草莓、枇杷、青梅、無花果、橄欖、芒果。（4）禽畜類：豬肉、火腿、烏骨雞、鴿子、鵝肉、豆漿、牛奶。（5）鱗介類：青魚、鯽魚、墨魚、黃魚、帶魚、海蟹、甲魚。

「五味」就是常人所指的「甘」、「辣」、「酸」、「苦」、「鹹」味道。從中藥學發展經驗中證實：「甘者能補能緩」、「辛者能散能橫行」、「酸者能澀能收」、「苦者能瀉能燥能堅」、「鹹者能下能軟堅」。（本草備要語）藥物及食物含有甘、辛、酸、苦、鹹五味的性質，就分別具有收、降、補、散、軟的藥理作用。「藥食同源」，張仲景醫聖就說：「所食之味，有與病相宜，有與病為害；若得宜則益體，害則成疾。」因此對藥物及食物的五味性質要能認知，對藥膳的作法才能發揮功效。

「甘」的廣義即是「甜」。有滋養補益、調和胃液、緩疾止痛作用。甜味多用於脾胃不和、腹部疼痛。甘味性多膩帶，易助濕影響脾的功能。食療上常用的藥物有紅參、當歸、茯苓、枸杞、黨參、乾草、甜杏仁、蓮子、酸棗仁、飴糖、大棗、熟地、蜂蜜、雞蛋、糯米。常用食物有：（1）蔬菜類：蓮藕、竹筍、筊白、蘿蔔、絲瓜、茄子、土豆、洋蔥、扁豆、碗豆、豆腐、白菜、芹菜、冬瓜、黃花菜、芋頭、地瓜、紅薯。（2）果實類：蘋果、梨、桃子、甘蔗、柿子、花生、西瓜、菱角、香蕉、桑葚、荔枝、無花果、桂圓、桑葚。（3）穀食類：綠豆、黑大豆、蠶豆、薏苡仁、粳米、糯米、大麥、小麥、香菇、木耳、蜂蜜、牛奶、銀耳、桂圓肉、黑芝麻、糖。

（4）禽畜類：雞肉、羊肉、鵝肉、鴨肉、羊肉、燕窩。

（5）鱗介類：鰱魚、鰻魚、甲魚、田螺、鱔魚、蝦。

「辛」即是「辣」。有發散鮮表、行氣活血的功效。多用於外感寒凝或頭痛徵兆病症。惟因症狀惡寒，（風寒表徵）或風熱所用的辛味食物有所不同。惡寒表徵骨節酸痛、鼻塞流鼻涕、舌苔薄白應服用薑辛。表徵身熱、出汗、頭痛、惡風、咳嗽痰稠、口乾咽痛、苔黃要服用豆豉辛而寒。辛味食物大多發散、燥烈、容易耗氣傷陰，體表多汗，不宜多吃。至於辛味常用藥物的有：薄荷、麻黃、紅花、乾薑、木香、桃仁、藿香、砂仁。常用食物有：（1）蔬菜類：油菜、薑、大蒜、洋蔥、芥菜、辣椒、豆豉、韭菜。（2）穀類：茉莉花、花椒、胡椒、茴香、酒等。

「酸」。有收斂、固澀的功效。常用於虛汗自汗、泄瀉、小便、滑精、遺尿、久咳不止及各種出血性疾病。適量進食酸性食物可以促進食欲，健脾助消化，增強肝臟功能，提高鈣、磷元素的吸收。過量服用會引起痙攣或消化功能變化。所以脾胃有病者少食為宜。感冒出汗、急性腸炎發泄、咳嗽徵候時，應慎食。常用酸味藥品有：烏梅、五味子、茰肉、訶子。常用酸味食品有：（1）蔬菜類：蕃茄、馬齒莧。（2）果實類：橘子、橄欖、枇杷、杏、桃子、石榴、梅子、荔枝、葡萄、檸檬。（3）穀食類：醋、豆子。（4）禽畜類：雉肉。

「苦」：苦味，有清瀉火、清熱、燥濕、鮮毒的功效。多用於熱症、濕症。多食會引發腹瀉、消化不良症

狀。脾胃虛弱者須審慎。有熱火氣者，用苦味可以堅陰清熱、無火氣，用苦味容易因苦燥傷及陰津。苦味藥物常用的有：大黃、川貝、杏仁、黃連、知母、蒲公英、決明子、桃仁、草果、百合、白果。常用苦味食物有：苦瓜、枸杞苗、碗豆苗、茶葉、苦丁茶、橘子、豬肉。

「鹹」鹹味有軟堅、散結、瀉下、補益陰血的功效。所以用於治療痰核、熱結便秘、痞塊、瘰癧、癥瘕諸病症。使用過量，會傷及肌膚，使皮膚變黑或粗糙，甚至於傷及心、腎。患有腎病、糖尿病或高血壓者，應注意飲食低鹽食物，食療常用的鹹味食物有鹽、海帶、豬心、紫菜、野豬肉、羊血、田鼠肉、鵝肉、鴿肉、帶魚、鯊魚、烏賊肉、海蜇、田螺、石尊。

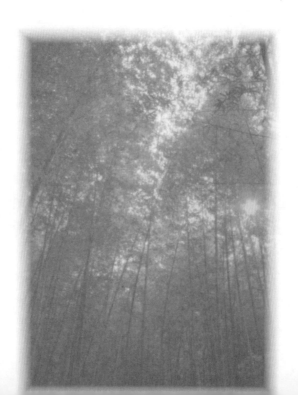

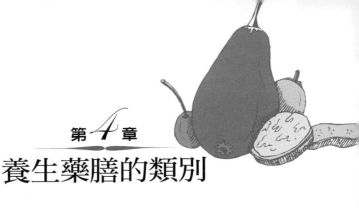

第 *4* 章
養生藥膳的類別

藥膳的涵義從廣或狹的分析而有所不同。一般來說，凡是食物與藥物結合製成的食品，均可稱為藥膳。因此綜合廣義的解釋，養生藥膳就其存在的目的、製作過程，及藥膳性質簡要分類如下：

第一節　依藥膳存在目的分類

藥膳均可分為保健藥膳及治療藥膳兩大類：

保健藥膳主要可分：（1）補身藥膳、（2）美容保健藥膳、（3）四季補養藥膳。協助治療疾病的治療藥膳，主要可分為：（1）內科疾病藥膳、（2）兒科疾病藥膳、（3）婦科疾病藥膳、（4）泌尿科疾病藥膳、（5）外科疾病藥膳、（6）眼耳鼻喉科疾病藥膳、（7）皮膚科疾病藥膳。

第二節　依藥膳製作過程分類

依製作過程及方法主要可分為菜餚藥膳、藥粥、藥酒、藥糖和藥茶。狹義的藥膳是單指藥物和魚肉類、蔬

菜、豆類、麵類等菜餚。廣義則包括酒、糖、茶、粥等一般食物製品。目前一般都採用廣義的範圍，作為藥膳的內容。

藥膳的製作方法隨著時代的進步及口味的要求來變化，也不斷的改善以迎合大眾的要求。調理的內涵更包括了對營養和防治疾病的重視與兼顧。對食物的性質、功效、用法、用量、臨床運用都不斷提升，並提出辯證，實施報告。

第三節　依藥膳性質分類

依藥膳性質可分為：（1）寒性疾病治療藥膳、（2）熱性疾病治療藥膳、（3）溫性疾病治療藥膳。為配合時空的演化及病症療治方法的精進，使當前民眾喜愛的藥膳飲食療法更能符合需求，發揮最大功效，特就日常保健及常見病症的藥膳療法分別予以探討。

無論保健或療治用的藥膳，貴以在用膳者的體質及藥膳的功能加以適當調配使用。保健中滋養保身藥膳和治療原則，大致可細分為：（一）養血、（二）滋陰、（三）補氣、（四）助陽四大類。從主體治療約可分為：（一）補肝腎、（二）補脾胃、（三）祛斑養顏、（四）祛疾護膚、（五）健齒固牙、（六）護眼清目、（七）黑髮養髮、（八）健身減肥、（九）美體豐胸。從季節春、夏、秋、冬四季的演化食用補品，達到健身功能。

協助疾病治療的藥膳，貴能靈活運用，配合不同體質

及食物、利用藥草的特性，預防疾病、袪除疾病，達到健身功能。以下分章逐節，分述其主要藥膳供參用。

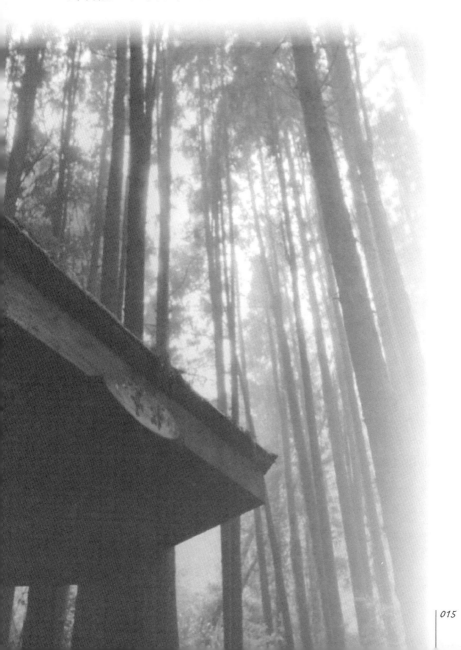

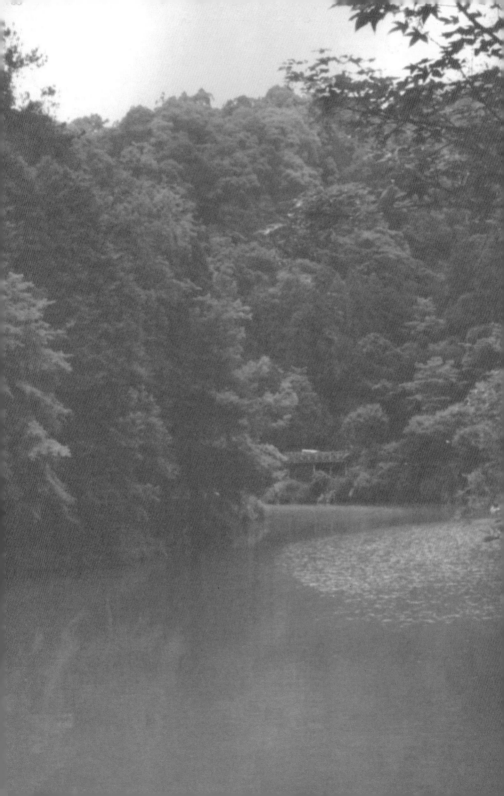

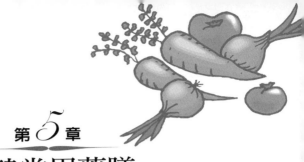

第5章
保健常用藥膳

第一節 *滋養強身藥膳*

一、滋補元氣食療藥膳

1. 山藥獅子頭

　　對於消化不良，經常脹氣或慢性腹瀉的人予以幫助。具有健脾開胃，和中止瀉的作用。使用生山藥1兩，生蓮子10粒，豬絞肉20克，大白菜1斤，蔥1根，水2大匙，蛋1個，酒1大匙，鹽1小匙，太白粉3小匙，生薑2片（切細），糖1小匙，胡椒粉少許（拌肉醃料），油2大匙，水4杯，醬油1大匙。將山藥和蓮子用刀背拍碎後剁細，放入鍋子加絞肉和材料，用手順著同一方向攪拌均勻，並且多按壓幾次，使絞肉較有彈性。大白菜洗淨，切成約1寸寬之小片，熱鍋入油2大匙，放入蔥爆香後，倒入大白菜稍炒軟，放入砂鍋備用。將絞肉分成4小份，手揉成丸狀，沾些太白粉入油鍋炸約10秒鐘使其定型，後放入白菜的砂

鍋，倒入水和醬油以小火燜煮3小時至絞肉爛即可。（燜煮時水不夠可再加入）

2. 人參豬心湯

改善心臟血管適應能力衰退，消除疲勞、頭暈、心悸、手腳冰冷現象。使用人參6公克，黃耆15克，肉桂3克，枸杞15克，豬心1粒，鹽適量。洗淨豬心後，將人參塞入心管內。電鍋外鍋放入水1杯，再放上內鍋。將內鍋放入4杯水，再放入豬心及洗淨之黃耆。煮至開關跳起，加入枸杞，外鍋加入1/2杯水，繼續煮至再度跳起時，加入肉桂及鹽調味。不用電鍋，用蒸籠將內鍋放入蒸煮亦可。先大火蒸20分鐘，加入枸杞後再蒸約10分鐘即可。

3. 當歸鮮魚湯

補養氣血、健脾益胃。久病體虛、氣血不足、面黃肌瘦、疲倦乏力者適用。使用全當歸15克，黨參12克，生薑15克，鱔魚500克，大蒜、蔥、料酒、食鹽適當。沸燙鱔魚切絲，併當歸、黨參、薑片合一的紗布袋放入砂鍋，加入適量清水及料酒、食鹽。用大火燒沸，再改文火煨燉一小時，取出藥袋，加入大蒜末，蔥段、味精後食用。

4. 蘆筍排骨湯

能清暑益氣，健脾開胃，適合夏天身倦不思飲食時食用。使用黨參3克，白朮2克，茯苓2克，甘草5克，蘆筍6克，豬小排半斤，鹽1小匙。將前列藥材用2杯水以小火熬

至剩1杯過濾取藥汁備用。豬小排洗淨切小塊，熱水川燙備用，蘆筍削皮洗淨切小段。取一瓦鍋，放入蘆筍和豬小排，倒入上述藥汁和水5杯，放入電鍋以2 1/2杯水蒸熟後再加鹽即可。

5. 豆豉苦瓜

　　清暑益氣，開胃進食，適合天氣熱時，火氣大，口乾舌燥，胃口差時食用。使用參鬚2克，麥冬2克，五味子克，苦瓜1條（約10克），小魚乾1克，乾豆豉2大匙，鹽1小匙、糖2小匙、大蒜2小粒（拍碎）。將上述藥材合併，用2杯水以小火熬至剩1杯過濾取藥汁備用。苦瓜去子洗淨切小塊，用水泡去苦味，小魚乾用水泡軟。熱鍋入油2大匙，放入大蒜、豆豉爆香，再放入苦瓜、小魚乾、鹽和糖稍炒，倒入藥汁燜煮15分鐘，熄火盛盤即可。

6. 白玉利水湯

　　健脾益氣，利水消腫；適合慢性腎炎或心臟病所引起的水腫者食用。使用茯苓3克，薏仁3克，澤瀉2克，車錢子2克，紅棗5粒，冬瓜1塊（約1斤），雞胸肉2克，干貝3粒，胡蘿蔔丁1/2杯，竹筍丁1/2杯，香菇丁1/2杯，生薑2片，鹽1茶匙，米酒1/2茶匙。將上述藥材合併（紅棗除外），用2杯水以小火熬至剩1杯過濾取藥汁備用，紅棗去仔切成細塊。冬瓜和雞胸肉切小丁，干貝熱水泡軟後用手撥成細絲。取一瓦鍋，放入其餘胡蘿蔔、竹筍、香菇、薑等配料，紅棗和藥汁另加4杯的清水，放入電鍋內，外鍋

入1又1/2杯水，蒸熟後加入鹽、米酒即可。

7. 自製龜苓糕

益氣養陰，清熱解毒，適合經常熬夜或因工作忙碌容易火氣大者食用。茯苓3克，龜板3克，枸杞10克，生地5克，北茵陳1克，金銀花1克，咸豐草1克，薄荷1克，冰糖1大杯或1 1/2杯，果膠3大匙，水1/2杯。將上述藥材合併（薄荷除外）置鍋內，加水8杯，燒開後以小火熬至剩4杯，放入薄荷，約10分鐘後過濾取湯汁備用。取果膠加水1/2杯調勻。取一鍋子，倒入藥汁和冰糖，糖煮融化後熄火，倒入上述之果膠拌勻，倒在模型上，待涼結成凍即可。

8. 南瓜粥

補中氣之不足，可消渴、手足水腫、小便不利。使用南瓜200克，秈米100克。南瓜去子洗淨後切成小塊，將洗淨之秈米一同倒入鍋內，加適量水，小火煮熟至米爛成粥即可食用。

9. 豬肚朮檳粥

健脾養胃、補中益氣。使用豬肚500克，白朮30克，檳榔10克，生薑6克，粳米150克。豬肚洗乾淨後，切成小塊。白朮、檳榔包入紗布袋，紮好後，一併放入鍋中，加適量清水，用大火燒沸後，改用小火煎煮一小時，取出藥包。加入洗淨之粳米，再加火煮爛後即可食用。可早晚服

食1到2週。

10. 參黃粥

健脾養胃，補元氣。勞倦內傷、五臟虛弱、久病體弱、慢性泄瀉、脾虛久痢、氣虛水腫、食欲不振。使用藥物：黃芪20克，人參片10克，粳米90克，白糖適量。黃芪裝入紗布包，人參片浸冷飲水半小時，一同入鍋煮沸，煙出濃汁後取出藥包，加入冷水，再放入洗淨之粳米一同煮成粥，即可食用。每晚空腹時用約一週。

11. 人參蓮子湯

健脾養氣、安神。病後體虛、倦怠、出汗、泄瀉適用。使用人參片3克，蓮子10克，冰糖30克。人參、蓮子（去心）加清水適量浸軟。放入冰糖，隔水蒸或文火燉熟飲用。

二、養氣益血藥膳

1. 玄參燉豬肝

用以養肝補血、明目。使用玄參15克，豬肝15克，菜油，蔥、生薑、醬油、白糖、料酒、水澱粉適量。洗淨之豬肝及玄參一起放入鍋內，加適量之水，煮一小時後，取出豬肝，切成小片備用。鍋內加入菜油，及用蔥、薑炒豬肝釋出香味後，加料酒、醬油、白糖少許，再勾水澱粉，

倒入豬肝中攪均即可佐餐食用。

2. 紅糟海鰻

養心益氣，活血通絡，適合心力不足，虛羸少氣，倦怠乏力，行走易喘，胸口悶痛等食用。使用人參鬚3克，當歸1克，丹參1克，木香1克，海鰻10克，紅糟3大匙，糖1大匙，鹽1/2小匙，米酒1小匙，蔥、薑少許，太白粉4大匙，蕃薯粉4大匙。上列藥材併入1杯水以小火煮約20分鐘，過濾取藥汁2大匙備用。海鰻，去鰭和大刺，切成小塊，併藥材醃1小時。熱油鍋，待油熱放入海鰻，炸熟撈起濾乾油即可食用。

3. 西芹干貝

用以涼血平肝風，有降血壓，清血脂。使用天麻2克，鉤藤2克，生干貝半斤，美國芹菜3小支，鹽1/2小匙，酒1/2小匙，白砂糖1小匙，橄欖油2大匙，大蒜、生薑、蔥少許，太白粉1小匙，香油1小匙藥材1置鍋內，加水1杯，燒開後以小火熬約剩1/2杯，過濾取湯汁備用。生干貝切成2片，芹菜削去外皮切成小塊，合併熱鍋入油，放入大蒜、生薑、蔥爆香後，再放入生干貝和西芹及藥汁、鹽、酒、白砂糖稍炒勾芡，淋上香油即可食用。

4. 蓮藕湯

適合小孩容易流鼻血或常乾咳不止者食用。使用東洋參1克，白茅根5克，豬小排1斤，蓮藕半斤、乾百合1克，

鹽1小匙。上列藥材置鍋內，加水2杯，燒開後以小火熬至剩1杯，過濾取湯汁備用。豬小排洗淨稍燙，蓮藕洗淨去外皮切片，乾百合用水泡軟備用。用鍋子，放入豬小排、蓮藕、乾百合，倒入藥汁和清水5杯，置瓦斯爐上，煮開後以小火熬約1小時，蓮藕爛再加鹽即可食用。

5. 山藥甜湯

益氣生血，能肺澤肌膚，消除疲勞，增強身體抵抗力，適合全家食用。使用山藥2克，乾百合1克，乾白木耳1杯，龍眼乾1克，紅棗（去仔）10粒，冰糖3克，水6杯。乾百合、山藥、乾白木耳用水泡軟，白木耳泡軟後切碎。百合和山藥加水以小火煮軟後再加入白木耳、龍眼乾、紅棗，再煮5分鐘最後加入冰糖，溶解熄火食用。

6. 干貝髮菜燴

補血，滋腎陰，適合婦女更年期綜合症，潮熱盜汗，皮膚乾燥，頭暈目眩，心悸現象。使用當歸1克，黃精2克，女貞子2克，枸杞5克，桑椹2克，生干貝10粒，髮菜2錢，生菜半顆，高湯1杯，醬油、糖、油、米酒、蠔油、太白粉酌量。上列藥材用1杯水燒開，轉小火熬成1/2杯備用。生干貝、髮菜，清洗乾淨，用水入鍋。以小火燜煮至湯汁收乾，撈起放在干貝上加米酒，放入電鍋以1/2杯水蒸熟。生菜撕開洗淨，用熱水燙熟，鋪放於大盤子上，然後把蒸熟的干貝和紫菜扣在上面即成藥膳食用。

7. 人參糙米雞湯

　　能大補氣血，適於貧血，疲勞倦怠，面色蒼白，手腳容易冰冷者或做為手術後的調理膳食。使用人參鬚5克，當歸2克，枸杞3克，紅棗10粒（去仔）土雞一隻（2斤左右），糙米1/3杯，生薑、米酒、鹽適量。將上列藥材（枸杞、紅棗除外）置鍋內，加水6杯，燒開後以小火熬約30分鐘後，過濾取湯汁備用。土雞去臟洗淨入瓦鍋，倒入上述湯汁，加枸杞、紅棗、生薑、米酒、鹽。瓦鍋加蓋入電鍋蒸熟。即可食用。

8. 蛤蜊鱸魚湯

　　適合病後或產後調理藥膳。養血益氣，補虛保健。使用當歸1克，枸杞3克，紅棗5粒（去子），蛤蜊4克，鱸魚1尾（約1斤），薑絲、米酒、鹽少許。蛤蜊，鱸魚（切塊）用開水燙一下。水燒開後放入魚塊煮約10分，再酌量加米酒、鹽，煮至蛤蜊開口。

9. 鳳梨排骨湯

　　適合高血脂及肥胖者服用。健脾利濕，導滯消脂。使用茯苓2克，山楂2克，薏仁5克，枳實1克，甘草1克，豬小排1斤，雞胸骨1付，鳳梨1/4顆，醬冬瓜1小塊（約1兩），小魚乾少許（約7-8尾）鹽、米酒酌量。雞胸骨洗同藥材放入鍋內，加水以小火熬約40分鐘，過濾取藥汁備用。再放入豬小排、小魚乾、鳳梨、醬冬瓜（切小塊），

加入藥汁和清水，置瓦斯爐上煮約20分鐘肉熟後，加鹽和米酒即可食用。

10. 鱉甲蒸鴿肉

適用於血虛所致之閉經。養氣補血、滋陰潤腎。使用鴿子一隻，鱉甲30克，食鹽、料酒適量。鱉甲30克打碎，放入紗布包好後，塞入鴿腹內，加適量的鹽及料酒。隔水蒸至熟爛，取出紗布後食用。

三、氣血同補藥膳

呈現氣虛食慾不振，皮乏力、懶言喘促、虛汗自汗。另方面又血虛、面色稍黃、唇甲蒼白、頭暈目眩、婦女月經後期量少、色淡，甚至閉經。患慢性胃炎、各種貧血、癌症諸長期性慢性疾病出現此症狀者。這時候以下藥膳可以用以治療。

1. 氣血雙補湯

適用於氣血俱虛或久病體虛。益氣補血。面色萎黃、唇甲蒼白、精神疲怠、腰膝四肢酸軟無力、婦女月經後期、量少等症。使用藥物：黨參、炙黃芪、白芍、熟地各10克，茯苓、當歸各12克，肉桂3克，川芎5克。墨魚50克、豬肚100克、豬肉500克、生薑30克、豬雜骨150克、蔥段、料酒、花枝、味精適量。藥物裝入紗布袋，紮緊袋口。豬肉、墨魚、豬肚洗淨切片。豬雜骨洗淨捶破、生薑

切碎，一併放入鍋中，加適量清水，放入蔥段、花椒、料酒、食鹽、用大火燒沸後，改以文火煨燉製豬肉、豬肮熟爛。再加適量味精即可食用。

2. 補血當歸鴨

適合貧血病患，面色萎黃，精神不振，冬天手腳容易冰冷者食用，大人小孩皆適宜。能調補氣血。使用當歸5克，熟地3克，川芎1克，白芍2克，黨參2克，黃耆2克，枸杞5克，桂枝1克，鴨一隻（約3斤），老薑1大塊，米酒1瓶，鹽各少許。將上列藥材置鍋內，加水5杯，燒開後以小火熬約40分鐘後過濾取藥汁備用。鴨去內臟洗淨（可整隻或切成塊狀）入瓦鍋，倒入上述藥汁，加入老薑、米酒再加適量水以淹過鴨為宜。瓦鍋加蓋放入電鍋，外鍋加水3杯，蒸熟後加鹽即可。

3. 燒酒雞湯

適合天冷手腳冰冷者或禦寒食用。能調暢血氣，溫通血脈。使用黨參3克，當歸2克，川芎1克，枸杞5克，桂枝1克，大茴2粒，黑棗5粒，土雞一隻（約3斤左右），米酒3瓶，生薑3片，鹽適量。土雞去內臟洗淨切小塊，熱水川燙後置鍋內，放入上列藥材、生薑3片、米酒和鹽。鍋子不加蓋放瓦斯爐上開大火，水滾後轉中火，煮至雞肉熟（約20分鐘），可點火讓酒精燃燒降低酒的濃度。

4. 養生鮮魚湯

養血益氣，增強體力，消除疲勞，有改善虛弱的體質的功效。使用黃耆2克，當歸1克，枸杞3錢，紅棗3粒（去子），冷凍鯛魚片2片，雞胸骨1付，生薑、鹽、蔥花少許。將雞胸骨洗淨燙過，和上列藥材（枸杞、紅棗除外）置鍋內，加水5碗，燒開後以小火熬約40分後過濾取湯汁備用。鯛魚洗淨後切成小條狀，置鍋內放入上述湯汁加適量的水及生薑片、枸杞和紅棗，放瓦斯爐上煮，魚熟去泡沫加鹽、蔥花少許即成。

5. 養血鱸魚湯

能養血益氣，補虛保健，很適合病後及產後體弱的人食用。使用參鬚3克，黃耆5克，當歸1克，枸杞3克，紅棗5粒，鱸魚1尾，豬大骨半斤，生薑、鹽、蔥花、米酒少許將豬大骨燙過洗淨，和藥材參鬚、黃耆、當歸置鍋內，加水6碗，燒開後以小火熬約40分後過濾取湯汁備用。鱸魚鰓及內臟洗淨切二段，置鍋內放入上述湯汁加適量的水及生薑片和枸杞、紅棗（打扁去子），放瓦斯爐煮，魚熟去泡沫加鹽、蔥花及米酒少許即成。

6. 龍眼里脊

適用於貧血、體虛乏力、健忘失眠諸症。用以增益心脾、補養氣血。使用龍眼肉15克，荔枝20克，豬里脊肉200克，水發海米20克，胡蘿蔔、元蔥、碗豆少許，雞蛋2

個，麵粉25克，澱粉10克，薑末、食鹽、蔥、料酒、芝麻油、白糖、醋適量，雞湯100克。將豬里脊肉切成2公分的方形片部分里脊肉和海米加入食鹽、料酒、蔥、薑後、芝麻油合剁，再將雞蛋加入澱粉，攪成泡糊，抹在里脊肉片面上，再上餡，包成圓形包，放入油鍋逐個炸成淺紅色圓形包後，撈起來。利用油鍋放入適量白糖、醋、碗豆、龍眼肉、荔枝、胡蘿蔔，元蔥翻炒浮出香味後，倒入雞湯燒成汁，澆在淺紅色圓形包上即成食品。

7. 藥補羊肉爐

適合血氣不足，病後體虛及腰酸膝痛者服用。對於更年期怕冷怕熱，全身筋骨酸痛及小孩發育期，促進發育增高有功效。能大補氣血，填髓養筋。使用當歸2克，黃耆3克，黨參3克，熟地3克，川芎2克，枸杞3克，桂支2克，廣皮1克，六汗2克，木瓜1克，桂圓肉2克，大茴香2粒，帶骨羊肉2斤、豬大骨半斤，黑麻油、生薑、米酒、鹽少許。將豬大骨燙過洗淨，和上述藥材除枸杞外置鍋內，加水10碗，燒開後以小火熬約40分後過濾取湯汁備用。帶骨羊肉洗淨燙過備用。熱鍋入麻油2大匙，放入生薑爆香後，加入羊肉拌炒撈起放入鍋內，加上述湯汁及枸杞、米酒1大杯和水醃肉些許，後置瓦斯爐上煮，肉爛加鹽即可。

8. 金針雞湯

補血健身，適合各種貧血的病患，以及貧血所引起的

身體虛弱，頭暈，心悸，失眠，習慣性便秘等病症。使用當歸2克，黃耆3克，枸杞3克，丹參2錢，土雞一隻約3斤左右，乾金針1又1/2兩，生薑3片，米酒1大匙，鹽2小匙。將上列藥材置鍋內，加水3杯，燒開後以小火熬至剩1杯，過濾取湯汁備用。雞去內臟洗淨切塊川燙，金針用水泡軟後打結，一起入瓦鍋，倒入上述藥汁，再加生薑、米酒、鹽和適量水以淹過雞塊為度。瓦鍋加蓋放入電鍋蒸熟即可（外鍋約1 1/2杯水）。

9. 首烏八寶雞湯

　　能調補氣血，適於長期貧血，面色萎黃，頭暈倦怠，冬天手腳冰冷者。使用八珍湯1付（約100元），當歸二克，熟地3克，川芎二克，白芍二克，黨參3克，白朮3克，伏苓3克，炙甘草二錢另加何首烏3克，枸杞5克，黑棗五粒，烏骨雞一隻約3斤，豬大骨半斤，生薑、米酒、鹽適量。豬大骨燙過洗淨和八珍湯藥材置鍋內，加水十碗，燒開後以小火熬約40分鐘後過濾取湯汁備用。烏骨雞去內臟洗淨入瓦鍋，倒入上述湯汁，加生薑、米酒、鹽再加適量水以淹過雞為度。瓦鍋加蓋入電鍋蒸熟。

10. 牛肉凍

　　適合貧血致臉色蒼白、精神倦怠、四肢冰冷的人食用，或產後氣虛乏力、乳汁缺乏的人或有習慣性便秘的人都有不錯的療效。大補氣血，健脾安中。使用當歸2克，黃耆10克，紅棗5粒（打碎），新鮮牛肉1斤半，豬皮4

兩，黃酒1/2杯，冰糖2大匙。將上列藥材置鍋內，加水5杯，燒開後改以小火熬約30分鐘過濾取湯汁備用。將牛肉和豬皮洗淨，放入鍋內加水6杯小火熬煮，待牛肉爛（約一小時）取出牛肉，加入藥汁再煮，熬至湯汁黏稠後，取出豬皮，加上黃酒、冰糖和切成小塊的牛肉，再熬10分鐘熄火即可。待湯汁稍涼後放入冰箱，等其結成膠凍後可切成小塊食用。

11. 鯛魚鮮湯

　　適合心血虛、心力不足致心悸怔忡，虛羸少氣，倦怠乏力，心慌慌，失眠多夢的人食用。能養心血，益心氣，補虛保健。使用石柱參3克，麥冬2克，五味子1克，丹參2克，紅棗5粒（去子），冷凍鯛魚片2片，豬大骨半斤，生薑、鹽、蔥花、米酒少許。將豬大骨洗淨燙過，和上列藥材（紅棗除外）置鍋內，加水5碗，燒開後以小火熬約40分後過濾取湯汁備用。鯛魚洗淨後切成小條狀，置鍋內放入上述湯汁加適量的水及生薑片和紅棗，放瓦斯爐上煮，魚熟去泡沫加鹽、蔥花及米酒少許即成。

12. 補血雞湯

　　適合各種貧血的病患，女子月經不規則，及容易疲倦，缺乏體力，手腳易冰冷者食用。能調補氣血。使用黨參3克，黃耆2克，當歸2克，熟地3克，白芍2克，川芎1克，土雞腿2隻，生薑、鹽適量。上列藥材置鍋內，加水3杯，燒開後以小火熬至剩1杯，過濾取湯汁備用。雞腿

洗淨切塊川燙後入瓦鍋，加入4杯水和藥汁，以淹材料為度。瓦鍋加蓋入電鍋蒸熟後加鹽即可。（外鍋約2 1/2杯水）

四、補陰藥膳

具有滋陰養血、健脾養胃、潤肺生津的功能，所以又稱為滋陰藥膳或養陰藥膳。常用藥膳：

1. 人參燕窩湯

滋陰潤肺，益氣生津，極適合腫瘤病患化療後的保健食品。使用粉光參1克，紅棗10粒，乾白木耳5錢（代燕窩用），冰糖3兩。粉光參放入平常吃飯的碗中，水加滿後置於電鍋內，外鍋加水1杯蒸熟取藥汁備用。乾白木耳用溫水泡軟，紅棗去子切細塊備用。木耳洗淨去硬蒂，放入果汁機加2杯水，稍打碎約30秒即可，勿太細以增加口感。紅棗置鍋內，加水4杯煮開後再用小火煮約10分鐘，後倒入打碎的白木耳和藥汁再煮10分鐘放入冰糖融化即可。

2. 炒杜仲腰花

適合腰膝常酸痛或產後腰軟無力者食用。養血益氣，補肝腎，強筋骨，壯腰膝。使用杜仲2克，枸杞5克，當歸1克，黃耆3克，豬腰子2個（約1斤），麻油2大匙，薑少許，糖2小匙，鹽1小匙，烏醋2小匙，米酒1大匙，太白

粉2小匙。將上列藥材用1 1/2杯水燒開，轉小火熬約30分鐘，過濾取1/2杯藥汁備用。豬腰子切開成2片，去內之白筋膜，切腰花，每半片切成6至8小塊，泡水，並頻換水，以去其臭味，待無臭味後熱水川燙一下備用。熱鍋入麻油，放入薑爆香後，加入藥汁和其他配料，煮滾成糊狀，放入腰花快炒2～3下即可。

3. 花椰干貝

　　適合脂肪肝、慢性肝炎等病患。能滋陰養肝，促進肝臟的機能。使用砂參2克，麥冬2克，枸杞5克，佛手乾1克，生干貝半斤，綠色花椰菜4兩，胡蘿蔔10片，大蒜1小粒，麻油1小匙，米酒1小匙，醬油1小匙，太白粉2小匙，蠔油2大匙，太白粉2小匙。將上列藥材置鍋內，加水1 1/2杯，燒開後改以小火熬約剩1/2杯後，過濾取湯汁備用。生干貝洗淨後，以料3醃10分鐘，另大蒜切細備用。燒一鍋熱水，放入生干貝燙2分鐘即撈起，再放入花椰菜和胡蘿蔔燙熟。熱鍋入油2大匙大蒜爆香，放入干貝、花椰菜、胡蘿蔔、藥汁和蠔油，稍炒入味後以太白粉勾芡即可。

4. 醬爆雞丁

　　熟地、黃精、枸杞熬汁來替代醬油，又有補腎養血的效用。使用熟地2克，黃精3克，枸杞2克（代醬油用），鹽2小匙，雞胸肉6兩，小黃瓜1條，大蒜3粒，蔥1支，太白粉2小匙，米酒少許，白糖2小匙，甜麵醬1大匙，麻油1

小匙。將上列藥材用2杯水以小火熬至剩1杯過濾取藥汁，加鹽拌勻備用。雞胸肉去皮後切丁，加藥汁1大匙和太白粉、米酒醃20分鐘，小黃瓜洗乾淨切小丁。取一小碗，加藥汁3大匙、白糖、甜麵醬、麻油拌勻成醬汁備用。油鍋加熱，雞丁過油一下備用。熱鍋入油2大匙，蔥、蒜爆香，倒入醬汁稍炒香，放入雞丁和小黃瓜大火炒勻即可。

5. 豉汁排骨

補血，健脾胃，除了開胃增進食慾外，以當歸、熟地、黃精熬汁來替代醬油，又有補血的效用。使用當歸1克，熟地2克，黃精3克（代醬油用），枸杞2克，小排骨半斤，濕豆豉2大匙，大蒜屑2大匙，太白粉1大匙，白糖1茶匙，鹽1茶匙，米酒少許。將藥材當歸、熟地、黃精用1杯水以小火熬至剩1/4杯（約2大匙）過濾取藥汁，取代醬油用。小排骨切小塊，用太白粉拌勻備用。豆豉稍切碎，鍋熱入油1大匙，放入豆豉炒香，加入米酒少許爆香，放入藥汁、鹽、糖略炒熄火，加入小排骨略拌勻後置盤上。將大蒜屑淋在排骨上，入蒸鍋（先燒滾水）以大火蒸20分鐘，取出灑上配料即可食用。

6. 虱目魚湯

適合血虛，身體虛弱，頭暈目眩，手腳冰冷，氣虛乏力等症及產後的人食用。能養血益氣，補虛保健。使用當歸2克，黃耆3克，枸杞2克，紅棗5粒，虱目魚1尾（約1斤），老薑1大塊（約2兩），鹽1小匙，米酒1大匙。將上

列藥材（枸杞、紅棗除外）置鍋內，加水5碗，燒開後以小火熬約20分後過濾取湯汁備用。虱目魚去鰓及內臟洗淨切數段，老薑用刀背拍粗碎上述藥汁再加1杯水燒開，放入魚、薑、枸杞、紅棗，大火煮約10分鐘，魚熟去泡沫加鹽、米酒即成。

7. 栗子雞

　　健脾滋腎，養血益氣，適合年長腎陰不足致頭暈眼花、腰膝酸痛、胃口不佳者，對於有高血壓和糖尿病的病患亦很適合。使用黨參3克，枸杞5克，黃精5克，山藥2克，全雞1隻（約1斤半），乾栗子2克，酒1小匙，糖1小匙，橄欖油2大匙，太白粉1小匙，鹽2小匙，薑、蔥少許。將上列藥材置鍋內，加水3杯，燒開後改以小火熬至剩1杯過濾取湯汁備用（替代醬油作用）。乾栗子用水泡軟備用。雞洗淨後，切成塊狀，放入鍋子，加入藥汁及鹽、薑、蔥後拌醃10分鐘，然後以熱油炸至雞塊變金黃色後撈起。熱鍋入油2大匙，放入雞塊和栗子稍炒後，加入醃雞之藥汁及酒、糖、水2杯，大火燒開後，以小火燜煮至湯汁收乾後用太白粉勾芡，使湯汁稍黏稠即可。

8. 紅杞蒸雞

　　適用於男女肝腎適調陰虛所生之各種疾病。補肝益腎。使用枸杞子15克，母仔雞一隻（約1,000克），生薑、食鹽、料酒、蔥段、糊椒粉、味精。乾淨雞隻用沸水浸透後，晾乾。將枸杞子裝入雞腹內，放入盆中，腹部朝

上。另將生薑片、蔥段放入盆內，加上清湯、食鹽、料酒、胡椒粉。將盆蓋好，用濕棉紙封住盆口後，放入蒸籠蒸約兩小時，揭去棉紙、薑片、蔥段，酌加味加，即可食用。

9. 玉參鴨

適用於肺陰咳喘、慢性胃炎、津枯腸燥、便秘等症。滋陰潤肺。使用北沙參、玉竹各50克，生薑、料酒、食鹽、適量味精。老鴨剁成大塊後，加入適量水與北沙參、玉竹一同煮沸。放入生薑、料酒、食鹽，以文火燉至肉爛，加入適量未經即可食用。

10. 砂仁蛤蜊

適用於乾咳少痰、盜汗、咳血、噎膈反胃、胃中灼熱。養陰益氣。使用蛤蜊150克，瘦豬肉200克，砂仁末10克，酒、蔥、辣椒、鹽、油適量。洗淨蛤蜊，略煮去殼，湯留備用。豬肉切成小塊，用酒拌勻。用鍋放油燒熱後，放入豬肉炒至半熟，再加入辣椒、蔥、砂仁末、鹽、醋，攪拌後，放入蛤蜊一起翻炒。有香味後，放入適量原備用之蛤蜊湯，煮沸後即可起鍋食用。

五、補陽藥膳

補陽是指能治療陽虛症，具有補氣升陽、溫胃散寒、通絡止瀉、溫腎壯陽。陽虛多為脾、腎、心，表現畏寒喜

暖、疲憊乏力、頭昏眼花、臉色蒼白、四肢清冷、腰膝酸軟、遺精陽萎、早洩、閉精。常用補陽食療藥膳：

1. 多子烏雞湯

適合男子不孕，性機能減退，腰膝冷痛，小便頻數者食用。補腎助陽，養血益精。使用當歸2克，枸杞子10克，吐絲子2克，覆盆子2克，韭菜子2克，車錢子2克，烏骨雞一隻約3斤，生薑2片，米酒1大匙，鹽1小匙。將上列藥材置鍋內，加水5碗，燒開後以小火熬約30分鐘後過濾取湯汁備用。烏骨雞（可切成塊狀）去內臟洗淨川燙入瓦鍋，倒入上述湯汁，放入生薑再加適量水以淹雞為度。瓦鍋加蓋入電鍋蒸熟後加鹽即可。（外鍋約2杯水）

2. 白果仁雞湯

健脾益氣，治虛勞諸不足，能夠改善小孩的免疫力，增強呼吸道的抗病能力。白果一名銀杏，有溫脾益氣，定痰哮，縮小便，止帶濁等功效。使用當歸1克，黃耆3克，枸杞3克，紅棗5粒（去仔），雞腿2隻，乾白果仁1兩，生薑、鹽適量。上列藥材置鍋內，加水6碗，燒開後以小火熬約30分鐘後過濾取湯汁備用。白果仁先用水泡軟備用。雞腿洗淨切塊川燙後入瓦鍋，倒入上述藥汁，放入白果仁再加生薑。瓦鍋加蓋放入電鍋蒸熟後加鹽即可。（外鍋約2 1/2杯水）

3. 豆腐蝦仁燴

滋肝補腎，填精補髓，能強筋壯骨，預防骨質的流失。使用當歸1克，枸杞5克，黑芝麻5克，蝦仁4克，雞胸骨1付，豆腐1塊，髮菜1克，胡蘿蔔丁少許，蛋白1/4個，太白粉1小匙，鹽1/4小匙，鹽1/2茶匙、太白粉2小匙、薑少許。雞胸骨洗淨川燙後，同上列藥材用5杯水以小火熬至剩1 1/2杯，過濾取藥汁備用。蝦仁去沙腸洗淨，用材料3醃5分鐘後，過熱油備用，髮菜洗淨用水泡軟切細，豆腐切丁。熱鍋入油3大匙，薑爆香後，放入豆腐、髮菜、胡蘿蔔丁、鹽和藥汁，燜煮約3分鐘，再放入蝦仁拌炒一下，以太白粉勾芡即可。

4. 羊肉蘿蔔湯

適用於病後體弱、腰酸膝痛、四肢寒冷、飲食不振。溫腎壯陽、健胃。使用甘草3克，蘿蔔、羊肉各500克，生薑5片，食鹽、料酒、味精適量。洗淨羊肉、蘿蔔切成小塊放入砂鍋加水煮沸。去盡浮沫後，放入甘草、草果、生薑、料酒、食鹽，文火燉至熟爛。加入適量味精後食用。

5. 枸杞羊肉湯

適用年老體弱、視力減退、頭昏眼花、陽萎、早洩、月經不調。溫陽補腎、固精明目。使用枸杞50克，羊瘦肉1000克，生薑20克，蔥段、大蒜、料酒、食鹽、味精適量。洗淨羊肉切成塊，生薑切片備用。將生薑、大蒜放入

鍋中熱炒出味後，倒入羊肉、加料酒炒透後，一起放入砂鍋，加入適量水和枸杞、蔥段、食鹽，大火煮沸後，文火燉爛，加適量味精即可使用。

6. 竹笙湯

適合體虛氣弱，食慾不振，身體消瘦，免疫力不佳者食用。有健脾益氣之功效。使用黨參2克，白朮2克，茯苓3克，甘草1克，紅棗5粒（去仔），雞腿2隻，竹笙1兩，香菇5朵，生薑、鹽適量。上列藥材（紅棗除外）置鍋內，加水2杯，燒開後以小火熬至剩1杯，過濾取湯汁備用。竹笙先用水泡軟，再換水泡以去其辛味，後切小段，香菇同樣以水泡軟備用。雞腿洗淨切塊川燙後入瓦鍋，再放入竹笙、香菇、紅棗、生薑，加入5杯水和藥汁，以淹材料為度。瓦鍋加蓋入電鍋蒸熟後加鹽即可。（外鍋約2 1/2杯水）

7. 雙筋燴

適合骨質疏鬆及筋骨常酸痛的人食用。補肝腎，強筋骨，壯腰膝。杜仲3克，六汗3克，枸杞5克，烏參6克，熟蹄筋2克，絞肉1克，熟筍片半支，胡蘿蔔數片，香菇3朵切半（去蒂），醬油1大匙，麻油1小匙，糖1小匙，鹽1/2小匙，蔥、薑、米酒少許，太白粉1/2大匙，水1大匙。將上列藥材用2杯水燒開，轉小火熬至剩1杯，取藥汁備用。烏參去內臟洗淨，同蹄筋以蔥、薑、米酒煮約3分鐘去其腥味，漂水待涼後切塊狀。熱鍋入油2大匙，放入蔥、薑

爆香加入絞肉稍炒香後加入烏參、蹄筋、熟筍片、胡蘿蔔片和香菇，炒勻加入藥汁、配料和水1杯，以小火燜煮約5分鐘，最後加入勾芡即可。

8. 炸雙仁

適合中老年人因血氣虛虧引起的退化性毛病，如記性不佳，耳目不明，習慣性便秘，筋骨酸痛等。補腦益智，強筋健骨，潤燥通腸。使用松子半杯，核桃仁1杯，黑芝麻1小匙，白糖半杯，麥芽糖3大匙，桂花醬1大匙。水煮滾放入松子和核桃仁，煮約1分鐘撈起備用。取一鍋放入1 1/2杯水和上列藥材，加熱至糖融化後放入松子和核桃仁，以小火再煮約1分鐘後熄火，浸泡約4小時，使甜味滲入松子和核桃仁內，後瀝乾水分備用。熱油鍋，放入松子和核桃仁，以小火炸至金黃色即刻撈起瀝乾油（不要太焦黑），放涼後灑上黑芝麻即可。

9. 益智湯

適合自覺記憶不佳的人或考試前多食用。能補腦益智，背書不容易疲倦。使用東洋蔘1克，當歸1克，川芎5分，黃精2克，谷精子2克，枸杞5克，雞腿2支，鹽、米酒、生薑少許。上列藥材（枸杞除外）置鍋內，加水2杯，燒開後以小火熬至剩1杯，過濾取湯汁備用。雞腿洗淨切塊川燙後入瓦鍋，再放入枸杞、生薑、米酒少許，加入5杯水和藥汁，以淹材料為度。瓦鍋加蓋入電鍋蒸熟後加鹽即可。（外鍋約2 1/2杯水）

10. 紅燒烏參

適合動脈硬化或筋骨老化易酸痛者食用。能平肝補腎，養陰潤燥。使用杜仲2克，天麻1克，白芍1克，黑芝麻2克，烏參半斤，黑木耳2朵，熟筍1支，熟胡蘿蔔及碗豆莢少許，高湯2杯，蔥、生薑、米酒、醬油、麻油、鹽、糖，水1大匙，太白粉3/4匙。將上述藥材置鍋內，入高湯2杯，以小火熬至剩約3/4杯即熄火備用。烏參去內臟洗淨以蔥、薑、米酒、水煮約2分鐘去腥味，待涼切塊，另黑木耳、熟筍、熟胡蘿蔔切片備用。熱鍋入油1.5匙，入少許蔥、薑爆香後，入烏參、黑木耳、竹筍、熟胡蘿蔔片炒勻、加入上述藥湯汁及醬油1大匙，麻油1小匙，鹽、糖各1/2小匙，以小火煮約5分鐘，最後入碗豆莢稍炒，以太白粉水勾芡即可。

11. 杜仲爆羊腰

適用體弱、腎虛、慢性腰痛適用。補腎增精、強腰脊背骨。使用杜仲20克，北五味5克，羊腰2對，生薑、蔥段、料酒、鹽、醬油、澱粉適量。杜仲、北五味搗爛後，加水煎煮一小時，去渣取菜汁，加熱濃縮成稠液備用。羊腰切除白色筋膜後，洗淨切成小塊腰花，用水、澱粉拌勻備用。將生薑絲放入熱油鍋炒出味後，放入腰花炒至嫩熟後，加入藥材、蔥絲、醬油、食鹽翻炒後即可食用。

12. 黨參黃芪山藥粥

適用脾腎陽虛、咳嗽氣喘、面色晦暗、形寒肌冷、腹部脹瀉適用。健脾養胃、補氣升陽。使用黃芪、淮山藥各30克，黨參20克，粳米100克，紅糖適量。將黃芪、黨參、淮山藥放入鍋內，加水10000毫升煎煮，煎至毫升，去渣留汁；放入粳米，再加適量水，煮成粥後即可食用。

六、抗老益壽藥膳

主要在提高身體免疫及調和各身體內部的機能用。促進發育、調理氣血、抗老延年。使五臟功能不失調；不隨人老，呈現衰退現象；或因疾病加速各臟功能的衰退。因此一方面要增強體循，提高免疫功能；一方面要對身體衰弱者或年老者給予適當食療滋補強身。常用食譜：

1. 紅棗蒸鴿藥膳

適用體弱氣虛無力弱者食用。食緝補陽。使用乳鴿一支，紅棗（去核），白糖，水發香菇3朵，生薑、料酒、白醋、醬油適量。乳鴿去毛除臟洗淨後，與料酒、白糖、醬油拌勻醃漬。紅棗泡軟切成絲後與沏成薄片之水發香菇，放入湯盆中，加水、生薑、醃漬之乳鴿，一起蒸至鴿肉熟爛即可食用。

2. 龍眼枸杞鴿蛋藥膳

補腎養陰、益氣強心，適用因心臟衰弱引起之腰膝酸軟、遺精、頭暈或失眠。使用鴿蛋5個，龍眼肉、枸杞各15克，冰糖隨意，五味子10克或冬蟲夏草5克。鴿蛋煮熟去殼，與龍眼肉、枸杞子、五味子或冬蟲夏草、冰糖放入湯碗，加入適量之水，隔水蒸熟後即可食用。

3. 酸味西芹

適用降血壓，降血脂肪，通便，減肥等功效。能涼血平肝，消脂化瘀。使用山楂3克，杜仲2克，美國芹菜3支，蒟蒻塊2兩，海蜇頭2個，大蒜5顆、生薑3片，橄欖油1大匙，白醋1大匙，醬油1大匙，蠔油1大匙，白砂糖1茶匙，香油2茶匙。海蜇頭泡水2-3小時多搓及換水洗去鹽分後成小塊，芹菜洗淨削去外皮及粗筋同蒟蒻切成小塊，水燒開將芹菜和蒟蒻燙熟，熄火後放進海蜇頭稍川燙即刻撈起，一起同橄欖油扮勻，置盤上待涼放冰箱備用。淋醬製作：將上述藥材用1杯水以小火熬剩1/3杯，然後放入前列藥材及大蒜、生薑（切細）攪拌均勻，食用時則淋在西芹上即成。

4. 清蒸石斑

適合考生食用。能養心益氣，生津止渴，有消除疲勞，振奮精神，寧心安神，增強記憶的功效。使用西洋參1克，麥冬2克，五味子1克，丹參1克，石斑魚1尾（約

1斤左右），蔥、薑少許，油2大匙，米酒1小匙，醬油1
大匙，白胡椒粉1/2小匙，太白粉少許。將上述藥材置鍋
內，加水1杯，水燒開後以小火熬約15分後，剩1/2杯過濾
取湯汁備用。魚去鰓及內臟洗淨，置盤上放入生薑片數
片，蒸鍋大火燒開水，放入石斑魚，大火蒸約15分鐘，魚
熟倒去油水和薑片，上面灑上一些蔥絲和薑絲。熱鍋入油
2大匙，蔥爆香，放入藥汁、米酒、醬油、白胡椒粉，燒
開後勾芡淋在魚上即可。

5. 芥菜清湯

適合高血壓患者所引起的頭痛眩暈，顏面潮紅，便秘
等病症。能清熱活血，平肝熄風，有降壓，清血脂的功
效。使用天麻3克，鉤陳2克，牛七2克，牡蠣2克，芥菜心
2顆，干貝5粒，雞胸骨1付，鹽1小匙，薑絲少許。雞胸骨
洗淨燙過和上述藥材置鍋內，加水五杯，燒開後改以小火
熬約剩2杯後，過濾取湯汁備用。芥菜心洗淨切塊，干貝
用1杯水泡軟放入電鍋蒸熟，並把干貝撕成細絲。取一瓦
鍋，放入芥菜心和干貝絲，倒入上述藥汁和蒸干貝的湯
汁，再加適量的水以醃芥菜心。瓦鍋加蓋放入電鍋以1杯
水蒸熟加鹽和薑絲即可。

6. 腰花清湯

適合腰膝常酸痛或產後腰部酸軟無力者的坐月子藥
膳。有強筋骨，壯腰膝之功效。使用杜仲3克，枸杞5克，
當歸1克，豬腰子1付（約1斤），雞胸骨1付，鹽1小匙，

米酒1大匙，薑絲少許，冬菜少許，香油少許。將上述藥材和雞胸骨用8杯水燒開，轉小火熬約40分鐘，過濾備用。豬腰子切開成2片，去內之白筋膜，切腰花，每半片切成6至8小塊，泡水，並頻換水，以去其臭味，待無臭味後用熱水燙熟備用。取一大碗放入腰花和上述材料（香油後放），上述藥汁煮滾淋到大碗中滴上香油即可。

7. 十全大補雞湯藥膳

適用於病後體虛，或產後、失血後，體質虛弱者。補氣補血、調和五臟六腑元氣。使用黨參、茯苓、黃芪、白朮、當歸、熟地黃、白芍各20克，川芎10克，肉桂、甘草各5克，大棗6枚，生薑30克，雞母300克，肘子、豬肚各150克，墨魚30克，香菇、冬筍、花生各20克，花椒、食言、胡椒粉、蔥絲、料酒、味精隨意。洗淨雞、墨魚、肘子、豬肚，分別剁成小塊、或切成絲、或去骨切片，隨己意處理後，與香菇、冬筍切片，一併放入大砂鍋中，加入適量水。黨參、黃芪、大棗、花生分別放入砂鍋。白朮、熟地黃、茯苓、白芍、肉桂、當歸、川芎、甘草、生薑用紗布包成一包放入砂鍋。用大火燒開砂鍋，煮沸後，除去砂鍋上之浮沫，加入料酒、食鹽、蔥絲、花椒，再以文火燉爛砂鍋裡的食物，取出藥包後，加適量胡椒粉、味精即可佐餐食用。可連續服用2週。

8. 豬肚蓮藥湯

用於防治高血壓、高血脂、糖尿病、動脈硬化、心肌

梗塞。用以健心和胃。使用豬肚一個，去心蓮子100克，料酒、食鹽、蔥花、生薑片、蒜泥、麻油、味精隨意。薑洗淨豬肚塞入蓮子，放入鍋中加水、食鹽、料酒、生薑片煮沸至熟爛後撈出切成絲片，拌勻食用。

第二節　美容保健藥膳

健康的身體和飽滿的精神，除了保持愉悅情、睡眠充足外，使身體（或稱之為機體）保持旺盛的精力，消除疲勞，調攝飲食藥膳，用心延緩機體衰老，使肌膚保持亮澤，增強免疫功能是很重要不可忽視的一件事。是人生過程中要隨時注意做到的。

從中醫理論認知，由面部色澤的變化及氣色的表現，即能察知一個人臟腑氣血的盛衰。藥膳是東方醫學上從身體內部經由日常飲食調整生理，改善面部色澤及氣色表現的重要途經。使面部容光煥發，出現自然優美的氣色。

美容藥膳的內涵包括一般往常關注的：（一）潤膚增白、（二）袪除黑斑、（三）袪疾護膚、（四）護眼明目、（五）潔白牙齒、（六）除臭留香、（七）烏髮去白、（八）瘦身消脂。每項各列舉常用藥膳如下供參用。

一、潤膚增白藥膳

1. 養顏益壽湯

適用於面黃晦暗、精力不支，呈現肺燥、咳嗽症狀者。補氣潤肺、滋補養顏。使用野參、燕窩各3克，石斛5克，烏骨雞50克，香菇30克，小白菜150克，料酒、生薑片、蔥段、食鹽、高湯隨意。人參潤透切片、燕窩去淨後溫水浸泡、烏骨雞切塊、香菇洗淨對切，一併放入砂鍋，加入高湯、石斛、薑片、蔥段、料酒。大火煮沸後，改以文火燉至熟爛，放入小白菜，及適量食鹽後食用。

2. 枸杞龍眼燕窩湯

適用於面色萎黃、乾咳盜汗、視物昏花。澤膚養顏、滋陰養血。使用枸杞10克，桂肉（龍眼）6克，燕窩3克，冰糖30克。洗淨枸杞、桂肉並去核洗淨；切成細條，溫水浸泡過之燕窩放入燉鍋內加適量飲水熬熟20分鐘。再加入冰糖液攪勻後食用。

3. 田雞護膚湯

有養顏護膚的功效。清熱涼血，滋陰補虛，味道清淡甘美。東洋蔘2克，枸杞3克，麥冬2克，白芷3片，田雞2隻（去皮），生薑2片，鹽1小匙、九層塔、米酒少許將上列藥材置鍋內，加水2杯，燒開後以小火熬剩1杯備用。田雞洗淨切數塊，川燙後置鍋內，加入上述藥汁和生薑片再

加2杯水，置電鍋蒸熟後加鹽、米酒2滴和九層塔即可。

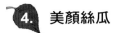 **4. 美顏絲瓜**

適合青春期或月經不調所引起臉部的痤瘡。有清熱降火，美顏澤肌膚的功效。使用金銀花2克，蒲公英1克，甘草1克，澎湖絲瓜1條，干貝1粒，鹽1小匙，香油1小匙，蔥段少許。將上列藥材用1杯水大火燒開後，以小火熬剩約10分鐘，過濾取2大匙備用。澎湖絲瓜去皮切長條塊，干貝以1/2杯水蒸熟後撕成細絲。（蒸干貝的湯汁留下備用）熱鍋入油2大匙，放入蔥和干貝爆香後，放入絲瓜稍炒，倒入藥汁和干貝汁，待絲瓜悶熟後加鹽和香油即可。

5. 銀耳養顏羹

適合婦女停經後皮膚乾燥無光澤，咽乾聲啞，習慣性便秘者食用。養陰潤燥，美顏澤肌膚。西洋參2克，麥冬2克，石斛2克，枸杞3克，山藥3克，百合3克，鱈魚1斤，雞胸肉2克，雞胸骨1付，乾白木耳1杯，熟青豆仁3/4杯，馬蹄丁1/4杯，香菇丁1/4杯，熟胡蘿蔔丁1/4杯，蛋白（打散）1個，米酒、鹽、味精、糖、白香油、黑醋、太白粉少許，太白粉1大匙、水2大匙。雞胸骨洗淨燙過，同上列藥材（百合除外）置鍋內，加水5杯，燒開後以小火熬約40分鐘後過濾取湯汁備用（約剩2杯）。鱈魚蒸熟後取白肉，同雞胸肉切碎，拌入米酒、鹽、太白粉各1/2小匙備用。白木耳、百合用水泡軟，泡軟後將木耳切碎備用。鍋熱入油2大匙，放入香菇爆香後，再放入配料和百合（蛋

白除外）稍炒熟加入上述藥汁，煮開後以前列藥材勾芡，最後加入蛋白及1大匙黑醋即成。

6. 豬蹄凍

養心潤肺、滋顏潤膚。使用豬蹄1000克，薑片、蔥段、料酒、食鹽、桂皮適量。洗淨豬蹄，放入沸水中汆燙一下，撈出用溫水洗淨放入砂鍋，加適當水量，放入薑片、蔥段、桂皮，用大火煮沸，去除浮出之泡沫後，改用文火燉爛後撈出拆去蹄骨，將肉切成小塊撈出鍋內的薑片、蔥段、桂皮，放入去骨的蹄肉，加適量食鹽調味後，使其自然冷卻成凍食用時，取出切片，加調料。

7. 木耳清蒸魚

健脾利水，潤膚養顏，增強身體免疫功能。使用鯽魚一條（約400克），木耳（水茯）100克，料酒、食鹽、白糖、薑片、蔥段、花生油隨意。洗淨鯽魚（去除內臟、鱗、鰓、黑膜）並在兩側深劃2至3刀，以利入味。將鯽魚放入大碗中，上面加入蔥段、薑片、料酒、白糖、食鹽、花生油後，用木耳覆上、端入蒸籠蒸約半小時即可食用。

8. 黃瓜珍珠蛋

祛火解毒、嫩膚滋顏。使用珍珠粉1克，黃瓜1條，雞蛋1個，食鹽、香醋、味精、白糖、麻油隨意。將珍珠粉與雞蛋攪勻，放入鍋內文火煎成蛋皮後切絲備用。洗淨黃瓜，皮切成絲，瓤（瓜肉）切成細絲，合放盤上，加入食

鹽、加醋、味精、白糖、麻油、調勻後食用。

9. 杏仁奶茶

潤肺生津、嫩膚增白。使用甜杏仁、牛奶、白糖各200克。

去皮杏仁磨戲過濾；白糖、清水適量煮沸後加入牛奶再煮沸即可飲用。一日一至二次代茶飲。

10. 百果美汁

生津止渴，助消化，可使肌膚白嫩，濕顏美容。使用蘋果150克，乾萄100克、葡萄、橘子、橙、桃子、李子、銀杏、草莓各50克，蜜瓜、鳳梨各80克。先洗淨全部材料，並依食用各該水果習慣去皮或殼或蒂後，一併放入果汁機攪拌成之，即可飲用。冷藏即可。每天一杯為宜。

11. 香蕉汁

補虛養顏、輕肺潤腸、滋陰養血。使用香蕉兩根，蛋黃一個，胡蘿蔔150克，牛奶10克，蘋果50克，蜂蜜20克。將香蕉、胡蘿蔔去皮，蘋果去皮、核，均剁成細泥，加水、牛奶、蛋黃，燒沸後調入蜂蜜即可。每日一次，空腹飲用。飲服一小時後進食。

12. 果蔬養顏菜膳

安神養血、強筋骨、澤肌膚、抗衰駐顏。使用雪梨500克，蘋果250克，胡蘿蔔、西芹各100克，冷開水100毫

升，蜂蜜適量。雪梨、頻果洗淨，去皮、核，切塊；胡蘿蔔、西芹洗淨，去皮切塊；一起放入榨汁機內榨汁，將果汁倒入杯子內，加以冷卻後飲用。

13. 香菇紅棗湯

滋補肝腎、養血生津、養顏潤膚、延緩衰老。使用乾香菇50克，紅棗10枚，生薑片、料酒、食鹽、味精、花生油適量。將乾香菇先用溫水泡軟洗淨；紅棗洗淨，去核；一起放入鍋內，加適量清水，再加入食鹽、味精、料酒、薑片與少許熟花生油；大火煮沸，改用文火燉一小時左右即可。每日一次。

14. 銀耳羹

養陰潤肺、益胃生津、養顏嫩膚。使用乾銀耳50克，冰糖600克，雞蛋1個。先將乾銀耳加溫水浸泡發透後，去蒂洗淨，斯成小片，倒入湯鍋中，放入冰糖，加水適量，用大火煮沸；再用文火燉至銀耳爛熟黏稠，把雞蛋清加清水少許攪勻，倒入鍋中攪拌均勻，再煮沸即可。可隨意服食。

15. 養顏潤膚酒

補腎建啤、益肺潤膚、養顏烏髮。使用小紅棗、胡桃肉各120克，蜂蜜100克，酥油60克，杏仁30克，白酒1,500克。將杏仁用水浸泡，去皮尖，加水煮沸，晒乾；再將杏仁、紅棗、胡桃肉一併搗碎，放入白酒中浸泡。酥

油、蜂蜜溶化後倒入酒中攪拌，密封浸泡十天即可。每日
兩次，每次20～50毫升，空腹飲用。

16. 宮廷珍珠茶

養顏潤膚、抗衰增白。適用於面容衰老、肌膚乾燥
者。使用珍珠粉適量，茶葉適量。茶葉用沸水沖泡即可。
每日一次，每次3克，用茶汁送服。

17. 花生大棗湯

養心潤肺、健脾安神、養顏嫩膚。使用百合20克，秫
米（粟米）100克。將百合用冷水浸泡至軟，與秫米加水
一同煮至粥成，再放入適量白糖即可。每日一劑，早餐食
用。

二、袪斑養顏藥膳

1. 袪斑菜餚

生津潤燥、除煩袪斑。適用於中青年婦女改善和消除
面部蝴蝶斑。使用鮮佛手150克，筍尖100克，黑木耳20
克，輕甜椒50克，生薑片五片，食鹽、味精、高湯適量。
佛手洗淨去皮、子，切片；甜椒、筍尖洗淨切片；木耳水
發洗淨。將佛手、甜椒、筍片、木耳入沸水中焯透，鍋內
油燒熱，放入生薑片煸炒出味，再放入以上材料煸炒，烹
入適量高湯，加適量食鹽、味精即可。佐餐食用。

2. 櫻桃銀耳羹

適用於雀斑、黃褐斑者。補氣和血、養顏潤膚、祛斑美白。使用銀耳20克，櫻桃脯50克，冰糖適量。銀耳用溫水泡發洗淨，斯成小塊，放入鍋內，加入冰糖及適量清水，用文火燉爛，放入櫻桃脯煮沸即可。每天一次，隨意食用。

3. 山楂粥

調理脾胃、去除祛斑。適用於皮膚瘀斑、出血點等症。使用山楂、紅棗各20克，粳米100克。山楂、紅棗洗淨，分別去核、去子。洗淨粳米後，一併倒入砂鍋，加適量水，以文火煮至米爛即可食用。

4. 枸杞湯

補肝腎、潤澤皮膚、去黑斑。使用枸杞子1,000克，生地黃300克，焙乾研成末，存入瓷瓶中備用。每日用溫水(或酒)送服三次。

5. 綠豆黃豆湯

清熱消暑、祛斑潤膚。使用綠豆、黃豆各150克、冰糖100克。將豆洗淨浸泡至發脹後，加冰糖煮爛後食用。

6. 蘆薈當歸粥

健脾補腎、散瘀祛斑。使用蘆薈、當歸、丹參各15

克，桑葚30克，糯米100克。洗淨上列藥物入鍋，煎取三次藥汁，用藥汁加水及糯米煮熟後食用。早晚各食用一次。

7. **杏仁雞蛋粥**

益氣補血、消減皮膚色斑。使用杏仁、白果皮、桃仁各15兩，雞蛋兩個，糯米100克。藥物併入鍋中煮，煎取藥汁三次，再將藥汁加水及糯米煮熟後食用。

三、祛疾護膚藥膳

由於臟腑功能失調，不同程度的毒素積存於皮膚表面，未能及時排泄，因而形成各種斑點、痤瘡或酒糟鼻。食用藥膳及藥粥主要從清熱消毒，去除瘀積、力水消腫，以排毒養顏、消痘除瘡。常用祛疾護膚藥膳：

1. **芝麻牡蠣肉**

適用於瘰癧、痤瘡、腫毒、白髮等症。滋陰補血、解毒除瘡。使用牡蠣肉250克，芝麻100克，熟雞蛋黃（研碎）、澱粉、食鹽、味精、料酒、花椒鹽適量。芝麻洗淨，放入鍋內烘乾；牡蠣摘取蠣渣，洗淨，入沸水鍋中焯一下撈出，加食鹽、味精、料酒醃漬一下，逐一蘸勻雞蛋黃、澱粉，滾上芝麻，用手略壓，使其黏牢；鍋內油用中火燒至七分熟時，將牡蠣肉逐個放入炸熟，呈金黃色時撈出瀝油，裝入盤內，灑少許花椒鹽即可。每日一次，佐餐

食用。

2. 百合雪蛤湯

　　清熱益氣，養陰潤肺，有潤燥澤肌膚的功效，適合婦人停經後，皮膚乾燥無光澤者服用。使用東洋參、麥冬、玉竹各1克，蛤士膜2克，乾百合5克、紅棗五粒（去仔切細），冰糖3克。將上列藥材置鍋內，加水1杯，燒開後以小火熬至剩1/2杯後，過濾取湯汁備用。蛤士膜先用溫水泡軟（約1小時左右）使其膨脹，除去雜質並挑選白淨的，然後再用清水沖淨一次，乾百合也用溫水泡軟，紅棗去子切小塊備用。取一瓦鍋，放入蛤士膜、百合、紅棗、冰糖，倒入藥汁再加4杯水，放入電鍋蒸熟即可（外鍋放入2杯水）。

3. 蘆根山楂茶

　　用於清熱降火、消除瘀積，適用於各類痤瘡。使用生山楂、蘆根各30克，加冰糖酌量。一起放入陶罐加水煎煮取汁。可代茶服飲，連續一個月。

4. 荷葉冬瓜湯

　　使用於青少年面部痤瘡療治。用以清熱解毒。使用鮮荷葉一張，冬瓜750克，食鹽酌量。冬瓜去皮切片，與荷葉一起放入鍋中加水煮成湯，俟冬瓜煮爛，去荷葉，加鹽調味即可食、飲。每日兩次，食用兩週。

5. 祛瘡八寶粥藥膳

適用於青少年痤瘡。補脾養氣。使用蓮子、山藥、薏苡仁、芡實、百合、白扁豆各20克，粟米50克，紅棗10枚。上列藥物洗淨併入鍋，加水煮沸後再用文火煮成粥，早晚食用。

6. 茄子粥

適用於面部暗瘡、痤瘡等症。清熱解毒。使用紫皮茄子、粳米各150克。茄子去蒂，洗淨，切成薄片；粳米淘洗乾淨，放入鍋內，加入清水適量，用大火煮沸後加入茄子，舀出浮沫，改用文火煮至米爛茄熟即成。早、晚溫熱食用。

7. 枇杷薏米粥

適用於肺熱所致的粉刺。清肺散熱、調理脾胃。使用鮮枇杷果60克，薏米100克，鮮琵琶葉10克。枇杷果洗淨，去皮核，切成小塊備用；枇杷葉刷去背面絨毛，切碎，加水煮沸約十五分鐘，去渣取汁，加入薏米，帶薏米爛熟時加入琵琶果塊，拌勻煮爛成粥即可。每日早餐食用。

8. 清燉水鴨

適用於久病瘡瘍、癤腫等症，對面部暗瘡有較好的療效。清熱涼血、養陰除瘡。使用野鴨一隻，蔥段、薑片、

料酒、食鹽、味精適量。將野鴨宰殺去毛、取出內臟，洗淨去尾，剁成塊，入沸水鍋中余燙一下，撈出瀝水；過內油燒至五分熟時，投入蔥段、薑片，煸炒出味，隨即放入鴨塊，烹入料酒，煸炒一會，注入清水，加適量食鹽，用大火煮沸；去盡浮沫，改用文火燉至鴨肉熟爛時，用味精調味即可。吃肉喝湯。

9. 鮮蘑雞汁髮菜

適用於酒糟鼻；皮膚色斑等。清熱、潤膚、護膚。使用鮮蘑菇150克，髮菜25克，雞肉100克，生薑末、食鹽、雞湯、味精適量。蘑菇洗淨切片，髮菜水發後撈出瀝水；雞肉加鹽醃漬後入沸水焯熟，斯成細絲；鍋內加少許油燒熱，放入薑末爆香，倒入蘑菇煸炒，加入雞湯，放入法菜，用文火燴十五分鐘，再加入雞絲煨煮五分鐘，加適量食鹽、味精即可。佐餐食用。

四、護眼清明藥膳

1. 桑菊雞

補肝腎、養血益陰、維護明目。使用母雞1隻，桑葚60克，杭白菊20克，生薑、料酒、食鹽適量。清洗乾淨之母雞腹內放入桑葚、菊花、雞肝、雞心、雞肫後，全隻放砂鍋，加入適量生薑、料酒、食鹽、清水，用大火煮沸後，改以文火燉至雞肉爛熟即可食用。

2. 清目銀杞

適用於因肝腎陰虛引起的視線模糊、兩眼昏花、面色憔悴、肌膚粗糙、頭髮稀少等症。補肝益腎、明目養顏。使用枸杞10克，雞肝150克，水發銀行10克，茉莉花20朵，薑汁、料酒、食鹽、味精、水澱粉、雞湯適量。雞肝洗淨後，切成薄片，放入碗內加入水澱粉、料酒、食鹽、薑汁，上醬淹漬。鍋內放入雞湯、雞肝、薑汁、食鹽、料酒，並加進銀耳、枸杞，用大火煮沸後，除去浮沫，改用文火燉至雞肉熟爛。再加入適當味精，將茉莉花撒在湯碗內即可食用。

3. 枸杞豬肝

補養肝血、養陰明目。使用鮮枸杞嫩苗100克，豬肝150克，生薑、蔥花、食鹽、料酒、味精適量。豬肝洗淨切成薄片；鍋內油燒熱，放入生薑、蔥花嗆火，加水煮沸，放入洗淨的鮮枸杞嫩苗及豬肝，加入適量藥酒、食鹽、味精，煮至豬肝熟透即可。佐餐食用。

4. 九子明目膏藥膳

適用於視物昏花、眼睛模糊等症，尤其對治療老年人身體虛弱、眼目昏暗效果更好。滋補肝腎、明目亮睛。使用車前子、芫蔚子各100克，桑葚子、女真子、枸杞子各300克，菟絲子、覆盆子、沙苑子、決明子各200克，蜂蜜適量。上列藥材洗淨，用冷水浸泡半小時，入陶罐內煎煮

取汁，反覆三次，將所取藥液體煎煮濃縮，再加入蜂蜜煎煮收膏。每日三次，每次一匙，溫開水送服。

5. 益腎清目酒

益腎補肝、聰耳明目。使用覆盆子45克，巴戟天、肉蓯蓉、遠志、川牛膝、五味子、續斷、山萸肉各30克，丁香5克，肉桂10克，單晶冰糖150克，白酒2,000毫升。上列藥物一起搗碎為粗末，用紗布包紮好，置入酒氣中，放入冰糖，倒入白酒，密封浸泡七日後啟封，即可飲用。每日兩次，每次20毫升。

6. 清目三子茶

滋養肝腎、潤目明目。適用於肝腎不足、精血虧虛所引起的勢力下降、眼睛乾澀等症，並對預防老年性白內障有一定效果。使用菟絲子、枸杞子、楮實子各5克，綠茶3克。將菟絲子、楮實子、枸杞子、綠茶共用沸水沖沏，即可飲用。每日一劑，代茶頻飲。

7. 決明菊花茶

清肝明目、利尿通便，適用於治療目赤腫痛、視力減退，或因為高血壓、高血脂引起之便秘。使用炒決明子10克，菊花5克，山楂片15克。將用溫水刷洗乾淨之決明子，搗碎，與菊花、山楂子放入熱水瓶內，蓋好，用沸水沖泡三十分鐘後，即可飲用。

8. **三黑粥藥膳**

　　滋肝補腎，適合肝腎虧虛、視力減退患者。使用黑芝麻、黑豆各25克，黑米100克。將黑芝麻、黑豆分別熱炒並磨成粉。黑米加水煮成粥後，放入之麻及黑豆粉，再加火煮沸。即可早餐食用。

五、牙齒疼痛常用藥膳

　　牙齒的疼痛、鬆動崩落，依據中醫理論係由於腎脾和胃的功能萎縮。腎衰齒鬆、胃熱熾盛，引發齒痛口瘡，因此治牙病除醫療外，宜注意起居，睡眠要充足，並從滋補腎脾、清除胃熱做起。常用藥膳：

1. **牛奶雞蛋羹**

　　使用於虛弱勞損，氣血不足所引起的骨質疏鬆，牙齒不固。加蛋黃於牛奶中煮熱後即可食用。每日一次，早、晚飯前飲用。

2. **杜仲氽羊腰**

　　用於益腎健腰、固齒生髮。使用羊腰兩對，杜仲30克，蔥花、薑末、鹽、醋、花椒粉、味素煮熟食用。

3. **芭蕉茶**

　　主治牙齒、清熱瀉火。使用芭蕉根50克，洗淨加水煮

沸後文火二十分鐘即可飲用。

4. 桂花茶

除口臭、治牙痛。化痰散瘀。使用桂花3至9克。煎煮飲用或漱口。泡茶亦可。

5. 三仁糯米粥

健脾益胃、固齒健牙。使用蓮子、芡實各20克。薏苡仁30克，糯米100克。蓮子、芡實、薏苡人洗淨，用水浸透，加入洗淨的糯米一同煮至爛熟成粥即可。早、晚溫熱服用。

6. 芹菜百合粥藥膳

清熱健齒。使用芹菜、粳米各100克，鮮百合50克。芹菜洗淨切丁，百合洗淨與粳米一起入鍋，加水煮粥，待粥將成時，放入芹菜一同煮至粥成即可。

六、除臭留香藥膳

口腔出氣有臭味，主要在於口腔清潔衛生不及時做到。食物聚集口腔腐敗所致。因此除臭必須首重口腔衛生，及時除垢防齲，服用芳香化濕藥膳，注意漱口清潔口腔。常用除臭藥膳：

1. 清胃冰糖茶

適用於脾胃積熱引起的口臭、牙齦腫痛、口清潰爛、胃痛、便秘、煩躁失眠等症。清熱除煩、養胃和中。使用生地15克，當歸6克，黃連5克，牡丹皮3克，升麻10克，冰糖30克。以上列諸藥加水煎煮十五分鐘左右，取汁，反覆二～三次；將藥液合併加入冰糖煮至溶化即可。每日一劑，分三至四次，代茶飲用。

2. 杏仁凍

清熱利咽、除臭香口。使用苦杏仁120克，綠豆粉50克，冰糖適量。杏仁用溫水泡一下，去皮尖，炒黃，研成細粉；將綠豆粉和杏仁粉加水攪勻，共入鍋內，放入冰糖，邊攪邊煮，煮沸後倒入容器內，待涼後入冰箱冷凍一小時，即可取出食用。每日三次，每次兩湯匙。

七、烏髮去白

頭髮的外觀，展現的色澤、疏密、軟硬、黑白，常為有經驗的人用來初步了解一人的健康情形。中醫認為肝腎的虧虛與否，氣血是否不足，從頭髮的枯槁，白髮早生，脫髮分岔，均可查出端倪。從而選擇合理與營養均衡的藥膳，來調整機體狀態。烏髮常用的藥膳如下：

1. 何首烏燉雞湯

　　用以補肝腎，安神養心，烏頭髮。若未老先衰，鬚髮斑白，顯示精血不足時，男女均可食用，使頭髮轉化烏黑光澤，延緩老化現象。使用何首烏片50克，母雞或雛鳥600克（或一隻）當歸，牛膝，菟絲子，補骨脂，枸杞子，茯苓各10克，生薑，蒜末，料酒，鹽，味精酌量。將前列藥物用紗布包好紮入洗淨之雞腹內，整個雞肉放入砂鍋內大火煮沸，然後文火燉悶，取出砂包後，食肉飲湯。每月兩次。雞改用三個雞蛋或四個，或用鴿蛋、豬肝，或羊肉均可。

2. 鱔魚燉洋參

　　脾腎虧損，臉色蒼白，頭髮枯萎變白或變黃者，使用鱔魚500克，制首烏，花旗參（洋參），黃糖各10克。生薑，蔥段，花椒，料酒，醬油，鹽酌量。藥物併入陶罐煎煮兩次取汁備用。鱔魚用佐料炒香後倒入罐內和汁一起煮爛後佐餐食用。

3. 枸杞酒

　　適用於肝腎虧損，頭髮早白，腰膝酸軟者。用以滋肝補腎，使頭髮轉化烏黑。將洗乾淨之枸杞500克裝入750毫升之白酒浸泡二十天。然後用果汁機攪拌成漿汁，再倒入枸杞酒內用大火煮沸後飲用。每日兩次，每次10克。將枸杞酒用小火煎熬成膏後早晚用溫水服用即可。

八、瘦身消脂

人身體重超過標準體重百分之二十時是超重，再增加時就是肥胖。也就是體內脂肪聚集過多的現象。肥胖可分為兩大類，一類是遺傳下來的體質性肥胖，另一類是吸收性肥胖，固營養過多，缺乏運動所致的後天性肥胖，飲食過多，脾腎運作負荷過重，油脂聚集體內，即形成肥胖。藥膳的飲用，可以化痰怯濕。清熱驅火，藥暢排便，若能持之以恆。加上多方運動，使體內多餘脂肪組織消耗殆盡，即能達到減肥要求。常用減肥瘦身要善如下：

1. 冬瓜燉雞湯

用以健脾到水，消腫輕身，清腸去滯，健體減肥。適用於脾胃虛弱，四肢水腫。用雞肉250克放入砂鍋燒開後，加入冬瓜600克，貴蔘粉15克，薏苡仁30克，薑片蔥段，鹽，味精些許。以文火燉煮後即可食用。將冬瓜放酌量，用竹筍，做成竹筍雞湯實用亦有同樣效果。

2. 海帶冬瓜湯

用於預防或輔助治療高血壓，動脈硬化或肥胖者，消腫減肥。用冬瓜700克，湯水海帶200克，豬瘦肉100克。蝦仁50克，合併放入砂鍋，注入清水溫火燉爛，再酌量加鹽、味精後食用。

3. 冬瓜鯉魚湯

用來清熱解毒、化痰減肥。女性經常食用可使身材苗條，皮膚細膩。使用冬瓜700克、鯉魚一條。料酒、蔥、薑、胡椒粉酌量。鯉魚用草魚代亦可。魚先煎炸半熟，然後倒入砂鍋用水和備好之配料，酒、蔥、薑、以大火煮熟後，酌加胡椒粉、味精即可佐餐食用。

4. 涼拌苦瓜或清炒蘆薈

用以清熱瀉火、疏腸通便、減肥潤膚。涼拌苦瓜的作法是將苦瓜清乾內部苦子等附著物後洗淨放入自來水中浸泡四十分鐘後，用沸開水燙一下撈起冷卻後酌加即可佐餐食用。清炒蘆薈是先用大火油煎蘆薈熟後，加入適量澱粉、勾芡、蔥、鹽、味精使之合味口即可佐餐食用。

5. 玉米鬚飲料

適用於膽固醇高或糖尿病患其身體肥胖，需要利尿輕身減肥時食用。每日飲一次。將玉米鬚洗淨用水煮沸三十分鐘後代茶飲用。若有山楂片及茶樹根片一併加入煮飲更佳。

第三節　四季保養藥膳

依據不同季節，選用適合當時氣候進行飲食補養，對於維持身心健康有著重要的意義。能使身體適應自然的規

律，相應不同的食物，攝取營養，「寒則熱之、熱則寒之」使身體陰陽調和，身心愉快，長年百壽，永保康健。現就春夏秋冬四季氣候，選取數千年來東方食膳中較有代表性藥膳，適合溫和春天，炎熱夏天、清爽秋天或寒冷冬天，大家歡樂享用。

一、春天常用藥膳

因氣候由寒轉溫，天氣多變，溫差大，宜注意身體調和，尤其對年長者、兒童、體弱多病或病後初癒者，多予注意，選用之藥膳要性味平和，能助長肝氣。

1. 決明海帶湯

適用於肝腸上亢所致的暈眩、頭痛、煩躁易怒、耳鳴、失眠多夢、口苦口乾、尿黃便秘等症。滋陰益腎養肝。使用決明子60克，海帶20克，瘦豬肉50克，食鹽、味精適量。將瘦豬肉洗淨切片，海帶洗淨切段；先將決明子置於砂鍋中，加水煎二十分鐘，去渣取汁，加入瘦肉、海帶，再燉煮三十分鐘，加入食鹽、味精調味即可。佐餐食用。每天兩次，連用五～七天。

2. 人參百合粥

適用於百日咳、慢性氣管、支氣管炎恢復期患者。益氣固本、健脾化痰。使用人參3克，百合15克，粳米50克。加水煎人參與百合，後下粳米，一同煮成粥即可。溫

熱服食。每天一份，連服三天。

3. 芎正魚頭湯

適用於神經衰弱、頭痛頭暈、手足麻木、神疲乏力，及婦女月經不調等症。益氣補虛、健脾安神。使用花鰱魚頭一個，川芎6克，白芷10克，水發海帶200克，荸薺20個，瘦豬肉200克，芫荽、芹菜、料酒、食鹽、蒜頭、醬油少許。川芎、白芷加水煮沸二十分鐘，去渣取汁；魚頭洗淨，一切為二，沸水燙過後，塗上少許酒，醃漬十分鐘；瘦豬肉、海帶洗淨切片；荸薺洗淨去皮，切成兩半；同放鍋中加入藥汁及適量水，大火煮沸，再改用文火燉煮十五分鐘加入芫荽、芹菜、胡椒、料酒、食鹽、蒜茸、醬油調味即可。佐餐食用。每天一份，連用五～七天。

4. 洋參粉葛湯

適用於高血壓病、糖尿病所致的頭目炫暈、兩目枯澀、五心煩熱、咽乾口燥、夜寐多夢等症。益氣健脾、清熱生津。使用粉葛根120克，西洋參6克，淮山藥50克，山萸肉、雞內金各10克，鉤藤15克。將粉葛根洗淨切長條，與餘藥置入砂鍋中，加水煎煮二十分鐘即可。飲湯，每天一劑，連用五天。

5. 五味清熱湯

清熱涼血、養血生津。使用紫菜5～10克，芹菜50克，番茄1個，荸薺5個，洋蔥半個，食鹽、味精、麻油適

量。紫菜浸軟洗淨，芹菜洗淨切段，蕃茄洗淨切塊，荸薺洗淨去皮切片，洋蔥洗淨切絲；再一同入鍋，加水煮熟，加適量食鹽、味精，淋入少許麻油即可。佐餐食用，每日一份。

6. 人參大棗湯

適用於氣虛所致的月經先期、量多、色淡、質地清稀，神疲怠卷，食慾不振，氣短心悸等症。益氣補血。使用人參6克，大早（去核）15枚，粳米100克。大棗、人參、粳米洗淨，加水一起煮至粥成即可。早、晚溫熱服食。每日一份。

7. 薏棗糯米湯

適用於脾胃虛弱，濕氣內阻所致的少食便溏、神疲乏力，或婦人帶下清稀量多、色白或淡黃等症。健脾益胃、化濕消滯。使用淮山藥40克，薏苡仁50克，荸薺粉10克，紅棗（去核）5枚，糯米200克，白糖適量。淮山藥研細，薏苡仁洗淨，加水煮至開花，加入糯米、紅棗煮至米爛，把淮山藥粉攪入鍋內，再將荸薺粉攪入鍋內，加入白糖即可。早、晚溫熱食用。五天為一個療程。

8. 養心粥

適用於心悸、健忘、失眠、多夢、補氣強心、滋陰健脾。使用人參5克，茯苓15克，麥冬10克，紅棗（去核）10個，糯米100克，紅糖適量。人參、麥冬、茯苓、紅棗

共煎取汁，與洗淨的糯米一起煮粥，調入紅糖即可。早、晚溫熱服食。每天一份，一週為一個療程。

9. 豬腎粥

適用於腎精衰敗所致的陽痿、性慾減退，頭暈，耳鳴耳聾，腰膝酸軟，食慾不振等症。補腎填精、強腰壯骨。使用枸杞葉適量，豬腎一對，瘦豬肉末100克，蔥白10克，粳米100克。豬腎割去白色筋膜，洗淨切丁，連同肉末、粳米、枸杞葉、蔥白一同入鍋，加水適量，煮至肉熟米爛即可。早、晚溫熱服食。

二、夏天常用藥膳

夏天氣候由溫轉熱，生理隨之相應，血脈充盈，皮膚開泄，「陽外陰內」，局部地區入梅雨季，多雨多濕，使人感到倦怠乏力，濕困脾虛，針對炎熱氣候和生理變化，宜選用味甘苦淡，性寒涼食物。始能清暑利濕，養陰生津、養氣健脾、調養精神。維持生理正常功能，太過油膩食品宜少吃。常用藥膳如下：

1. 雞絲金針湯

適用於血虛所致的面色蒼白、肌膚乾燥、虛煩失眠、婦女產後缺乳、神經衰弱、高血壓等症。益氣補血、養陰潤燥。使用雞肉150克，金針菜60克，冬菇3個，木耳30克，蔥花、生薑、食鹽適量。雞肉洗淨切絲，金針菜、冬

菇、木耳水發洗淨，一同放入鍋內，加水適量，放少量食
鹽，大火煮沸，再用文火煲沸幾分鐘，放入蔥花即可。佐
餐食用。

2. 肉片苦瓜湯

　　適用於暑傷心腎所致的心煩易燥、消渴慾飲等症。清
熱解暑。使用鮮苦瓜150克，豬瘦肉60克，香油、食鹽、
味精適量。將鮮苦瓜去瓤，洗淨切塊，豬瘦肉切片，加水
適量一起煮湯，加少許食鹽、味精，淋少許香油即可。佐
餐食用。

3. 肉片絲瓜湯

　　適用於發熱、咳嗽、痰黃稠等症。清瀉肺熱。使用絲
瓜250克，豬瘦肉150克，香油、食鹽、味精適量。絲瓜去
皮，洗淨切塊，豬瘦肉切片，加水適量一起煮湯，加少許
食鹽、味精，淋少許香油即可。佐餐食用。

三、秋季常用藥膳

　　氣溫由熱轉涼，氣候乾爽，較容易顯得口乾、咽燥、
皮膚乾燥，想咳嗽。藥膳宜食用寒涼滋潤，能滋陰潤燥為
佳。多水分而柔潤之食物較含維生素具有潤肺濕膚功效宜
多選食。會散發出汗，辛辣刺激食品不宜多吃。常用藥膳
如下：

1. 黃砂烏雞湯

適用於胃下垂所致的腹脹腹痛，食後加重，平臥減輕，伴有噁心、嘔吐、乏力、頭暈、便秘或腹瀉等症。益氣健脾舉陷。使用烏雞肉200克，黃芪30克，砂仁10克，生薑、食鹽、料酒、味精適量。烏雞肉洗淨切成小塊，放入燉盅內，放入黃芪、砂仁、生薑、料酒，加清水適量，用文火隔水燉兩小時，加食鹽、味精調味即可。佐餐食用。

2. 冬蟲夏草烏雞湯

適用於肺腎陰虛所致的潮熱、乾咳，或病後體虛之喘咳氣短、咽乾口渴，亦可用於哮喘日久不癒、肺結核咳痰帶血屬肺腎陰虧者。滋陰補腎、潤肺止咳。使用冬蟲夏草10克，熟地黃50克，老鴨1隻，紅棗（去核）10枚，生薑、料酒、食鹽、味精適量。將老鴨去內臟洗淨，冬蟲夏草、熟地黃、生薑、紅棗洗淨，填入鴨腹，置於砂鍋內，加水及料酒，用文火燉至熟爛，加食鹽、味精即可。佐餐食用。

3. 枸杞百合雞蛋湯

適用於心肺陰虛所致的心神不安、精神恍惚、欲睡不寐等症，亦用於癔病、神經衰弱屬心肺陰虛、虛火內擾等症。健脾寧心、養陰潤肺。使用百合60克，枸杞子30克，淮山藥30克，雞蛋兩個，蜂蜜適量。百合用清水浸透洗

淨，與淮山藥、枸杞子一起放入砂鍋內，加清水適量，大火煮沸後，改用文火煲兩小時，打入雞蛋攪勻，調入蜂蜜即可。分次食用，每天一份。

4. 芥菜鴨頭排骨湯

適用於小便不暢、痢疾、咯血、咽痛聲嘶、口乾舌燥等症。滋陰潤肺、利水通淋。使用燒鴨頭兩個，排骨450克，大芥菜梗600克，生薑、料酒、食鹽、味精適量。燒鴨頭對剖；排骨洗淨，剁成小塊；大芥菜梗去皮洗淨，切塊。上述材料一起入鍋，加入生薑、料酒及適量清水，用文火燉至排骨熟爛，加適量食鹽、味精即可。佐餐食用。

5. 參麥瘦肉湯

適用於肺胃陰傷所致的身熱不堪、口燥咽乾、乾咳不已、盜汗等症。滋陰潤肺、健脾養胃。使用沙參20克，麥冬12克，蓮子30克，豬瘦肉100克，食鹽、味精適量。豬瘦肉洗淨，切成小片，餘藥洗淨，一同入鍋，加水適量，煮至熟爛，加食鹽、味精調味即可。佐餐食用。

6. 木瓜生魚湯

適用於氣血兩虛所致的頭暈眼花、神疲乏力、食慾不振、手足麻木等症。益氣補血。使用木瓜1個，生魚500克，紅棗（去核）6枚，冬菇3朵，生薑、料酒、食鹽、味精適量。冬菇用清水浸軟，去蒂洗淨；生魚宰殺洗淨；木瓜削皮去核洗淨，切小塊。上述材料一起放入鍋內，放入

紅棗，加生薑、料酒及適量清水，文火燉煮一小時，加適量食鹽、味精即可。佐餐食用。

7. 烏豆枸杞豬肝湯

適用於身體虛弱、頭暈眼花、視物不清、面色蒼白、精神疲乏、飲食不佳、腰膝酸軟等症。滋腎養血、清肝明目。使用烏豆100克，枸杞子25克，豬肝200克，沙參30克，生薑、料酒、食鹽、味精、香油適量。烏豆放鍋中炒至豆衣裂開，再用清水洗淨，瀝乾；豬肝、枸杞子、沙參分別用清水洗淨，豬肝切塊。上述材料一起放入鍋內，加生薑、料酒及適量清水，煲至豆爛熟，加入適量食鹽、味精，淋上少許香油即可。佐餐食用。

8. 臘鴨頭菜乾粥

適用於陰虛內熱引起的情緒躁動、睡眠不寧、口乾咽痛、口清潰爛、牙齦腫痛及熱病後不思飲食等。滋陰清熱。使用臘鴨頭、頸一根，白菜乾60克，粳米100克。臘鴨頭、頸用溫水洗淨，切小塊；白菜乾泡透洗淨，切碎；與洗淨的粳米一起入鍋，加水煮至粥成即可。早、晚溫熱食用。

9. 山藥蛋黃粥

滋陰潤燥、養血息風。適用於心煩失眠、虛勞吐血、噯氣吞酸。使用淮山藥30克，蛋黃兩個，粳米100克。山藥洗淨去皮，用清水浸透切碎，與洗淨的粳米一同加水煮

至粥成，將熟蛋黃研碎攪入，略煮即可。早、晚溫熱服食。

10. 杏仁山藥小米粥

適用於秋涼燥咳、心煩失眠，慢性支氣管炎等症。補中益氣、溫中補肺。使用淮山藥、杏仁各20克，小米100克。山藥洗淨去皮，用清水浸透切碎；杏仁炒熱，去皮尖研碎；小米炒香；三者一同入鍋，加水用文火煮至米爛粥成即可。早、晚溫熱服食。

四、冬季常用藥膳

氣候寒冷，身體處於收斂潛伏狀態、消耗減少、代謝較緩，食用滋補藥膳，順其自然宜強調「歛陰護陽」，填精益元。選用味甘滋補藥物食譜。提高人體免疫功能、調整體內分泌活動。激發祛病延年功效。冬至過後，陽氣逐漸回升，是老年人最好調養時機，宜進食調適自己身體所需養品，維護康健體質。惟應注意不滋補過多。常用藥膳如下：

1. 參雞湯

適用於頭痛、暈眩、耳鳴、神疲乏力、失眠、四肢不溫等症。益氣補血、溫陽通絡。使用母雞一隻，黨參、制附子、生薑各30克，蔥花、食鹽、料酒、味精適量。將母雞宰殺洗淨入鍋，放入洗淨的黨參、附子、生薑，加適量

料酒及清水，一同用文火燉至雞肉爛熟，加適量食鹽、味精，撒少許蔥花即可。佐餐食用。隔天一次，七次為一個療程。

2. 枸芪豬肚湯

適用於神疲乏力、四肢倦怠、筋骨酸軟、胸悶納呆、大便稀溏、面色蒼白、氣短聲低、子宮脫垂、胃下垂等症。益氣健脾、益腎補虛。使用豬肚一付，黃芪100克，枸杞子30克，冰糖適量。將豬肚剖開洗淨放入砂鍋，加水適量，再放入黃芪、枸杞子及冰糖，用大火煮沸，接著改用文火燉至豬肚爛熟即可。分兩天佐膳食用。

3. 杞棗豬皮湯

適用於血虛所致的頭暈眼花，心悸，面色蒼白，神疲乏力，咽乾口燥，爪甲蒼白，大便乾結等症。益腎健脾、補血活血。使用豬皮100克，枸杞子30克，紅棗（去核）20枚。將豬皮洗淨，切成小塊，紅棗、枸杞子洗淨，同放入鍋內，加水適量，用大火煮沸，再改文火燉至豬皮爛熟即可。每日一份，分次食用。

4. 鱔魚豬肉湯

適用於腎虛所致的腰膝酸痛，夜尿增多，小便清長，神疲乏力，四肢不溫等症。益腎補虛。使用黃鱔250克，豬瘦肉100克，蔥、薑、料酒、食鹽、味精適量。將黃鱔、豬瘦肉洗淨，切成小塊，一同放入鍋中，加清水、

蔥、薑、料酒、食鹽煮至肉熟爛，放入味精即可。佐餐食用。

5. 牛筋湯

適用於各種痿證，如：中風後遺症、小兒麻痺後遺症等疾病所致的上、下肢癱瘓，面部癱瘓，口眼歪斜，體寒肢冷等症。健脾益腎、強筋壯骨。使用牛筋200克，當歸、牛膝各10克，木瓜15克，薏苡仁30克，食鹽、料酒、生薑適量。牛筋洗淨切段，加料酒、生薑、薏苡仁，用高壓鍋燉爛；其他藥物洗淨，用紗布包好入鍋一起煮三十分鐘，去藥包，加食鹽調味即可。佐餐食用，每天一份。

6. 蓮子龍眼粥

適用於心血虧虛、脾虛氣弱所致的心悸、健忘、少氣懶言、面黃肌瘦等症。養心安神。使用龍眼肉、蓮子各20克，紅棗（去核）10枚，糯米100克，白糖適量。將以上材料洗淨，一起入鍋，加水煮至粥成即可。早、晚溫熱服食。

7. 羊肉粥

適用於病後體虛神倦，體寒肢冷，腰膝酸軟，陽事不舉，遺精等症。益氣健脾、溫腎壯陽。使用精羊肉200克，黨參、黃芪、茯苓各30克，大棗10克，粳米100克，蔥白、食鹽適量。將黨參、黃芪、茯苓加水煎煮，去渣取汁；羊肉洗淨切碎，同大棗、粳米入藥湯中煮粥；粥煮好

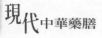

後放入蔥白、食鹽，再煮沸即可。早、晚溫熱服食。

8. 薏仁魚肚粥

適用於面色萎黃、食慾不振、大便溏薄、失眠多夢、遺精早洩及小兒遺尿等症。補腎健脾、固精縮泉。使用魚肚、薏苡仁各30克，粳米50克，蔥、薑、鹽，醬、香油適量。把魚肚洗淨切碎；薏苡仁洗淨，用清水浸透；將魚肚、薏苡仁、粳米加水同煮，粥成時加入薑、蔥末及醬、香油，煮沸即可。早、晚溫熱服食，七天為一個療程。

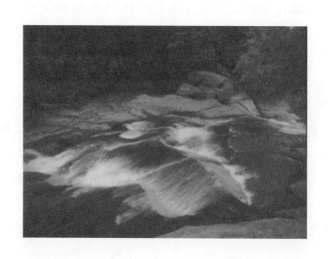

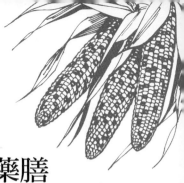

第 6 章

內科疾病常用藥膳

第一節　感冒、咳嗽、失眠病症的藥膳

　　感冒又稱傷風，是因風邪侵襲人體而引起的疾病，療程約三至七天。常以頭痛、發熱、流鼻涕、噴嚏、鼻塞、惡寒呈現。感冒在中醫理可分為實症和虛症。實症是指風熱感冒與風寒感冒，虛症則分為氣、血、陰、陽症狀而不同用藥，所以藥膳也因而不同。常用藥膳有以下類別：

一、感冒

1. 生薑蔥白紅糖藥膳

　　適用於畏寒重、發熱輕、鼻塞流清涕等症。治療風寒感冒。使用連鬚蔥白1～2根，生薑5～6片，紅糖20～30克。將蔥白和生薑洗淨後放入鍋內，加水250毫升左右，煮沸後用文火煎5～10分鐘，取汁，加入紅糖，待糖融化。趁熱服下，並蓋被蒙頭睡覺，使身體發汗。

2. 銀花藥膳

治療風熱感冒、口渴、咽喉疼痛、咳嗽痰黃等症狀。使用金銀花、菊花各10克。將以上兩味藥，用沸水沖泡十分鐘。代茶飲用。

3. 扁豆粥

治療暑夏之季感冒夾濕，症見發熱少汗、怕風惡寒、頭痛、身重、噁心、食慾不振、嘔吐、腹瀉、鼻塞、流清涕、舌苔白膩、脈浮或濡等症。使用白扁豆60克，粳米100克，紅糖適量。先將白扁豆用水泡一夜，再與粳米、紅糖同煮成粥。每日一劑，早晚服用。

二、咳嗽

中醫分成外感咳嗽和內感咳嗽兩大類。外感咳嗽包括風熱、風寒、燥熱；內感咳嗽有因乾因不足、肝火犯肺、痰濕，或痰熱諸因素引起。所以施用藥膳須先瞭解病因，再對症治療。常用藥膳：

1. 枇杷杏仁蘇葉糖

適用於外感風寒咳嗽，症見痰白稀伴有鼻涕、流清涕、舌淡苔薄白、脈浮。宣肺止咳、化痰、辛溫解表。使用炙枇杷葉12克，杏仁、蘇葉各10克，紅糖適量。上列四味藥放入砂鍋，加水適量，煎煮兩次，每次煮沸後小火煎

約十五分鐘，去藥渣取兩次藥汁合併，加入紅糖並加熱溶化。每日兩次，早晚溫熱飲用三～五天為一個療程。

2.　桑葉沙參枇杷飲

適用於風熱型咳嗽，症見咳嗽，症見咳嗽或伴有發熱惡風、鼻塞流黃涕、咽痛或咽乾或咽中不適感、痰黃不易咯出、舌苔薄黃、脈浮或浮數。辛涼解表、宣肺止咳。使用桑葉15克，菊花、甜杏仁各10克，蜂蜜適量。上列三味中藥入砂鍋，加水適量，煎煮兩次，每次煮後小火煎十五分鐘，去藥渣取藥汁，將兩次藥汁合併，加入蜂蜜待融化。每日早晚兩次溫熱飲用，三天一個療程。

3.　桑菊杏仁蜂蜜飲

適用於燥邪引起的咳嗽。乾咳少痰、舌紅少苔、想喝水。使用桑葉、南沙參、炙枇杷葉各12克，梨子1個。梨子切成小塊，併上列藥物一起入鍋煎煮兩次。每次熱火約二十分鐘。文火再二十分鐘。去渣取汁，當茶飲用。每日飲用一劑（兩次合併量，可分兩次飲），三至五天為一個療程。

4.　百部白蜜藥膳

適用於久咳不癒者，宣肺止咳。使用百部、白蜜各15克。百部水煎兩次，每次十五分鐘，將兩次藥汁合併，加入白蜜並煮開溶化。早晚溫熱飲用，一週為一個療程。

5. 乾草甜杏藥膳

適用於有咳伴有咯痰或氣喘、舌淡或苔薄白、脈細弱、潤肺止咳、化痰平喘。使用甘草10克，甜杏仁12克，粳米60克。甘草先用砂鍋煎煮沸後，再用小火煎20分鐘，去渣存藥汁；甜杏仁、粳米洗淨入鍋，加水適量，共同煮成粥，待粥將成時，加入煎好的甘草汁，再煮片刻即成。每日一劑，每早晚食用，五～七天為一個療程。

三、失眠

是指入睡困難、睡後易醒或晨醒過早。長期失眠會使人精神疲倦、食慾不振、心神不寧，容易引起飲食失調，胃不舒服；而飲食調和，能改善失眠情況。常用改善失眠的藥膳：

1. 靈芝紅棗柏仁湯

適用於失眠中感到胸脅脹痛、咽中有痰、舌有瘀點，薄苔、脈沉、大便乾結。使用靈芝5克，柏子仁12克，紅棗15克。將上列藥物加水合煮三次，每次大火煮後，再以文火煮二十分鐘，去渣存汁，三次藥汁合併分兩劑，早晚服用一次。十天為一個療程。

2. 棗仁大棗湯

適用於失眠，舌淡、脈搏細弱現象。需養心安神。使

用炒棗仁20克、大棗15克。炒棗搗碎、大棗水煮沸後再以文火煮三十分鐘，飲汁。一日一劑。兩週為一個療程。

3. 交藤合歡茶

適用於失眠，有胸中鬱悶，胃口不好，需養心安神。使用夜交藤15克，合歡花9克，冰糖10克。以上藥物與冰糖放入杯中，以開水沖泡，冰糖融化後即可飲用。每日一劑，十天為一個療程。

4. 合歡粳米粥

適用於胸脅疼痛、心煩。需安神舒肝活血，使用合歡皮30克，粳米50克，蔥、薑、鹽、油酌放。合歡花放入砂鍋煮沸後以文火再煮二十分鐘，將粳米等併入煮成粥食用。一週為一個療程。

5. 蓮子粥藥膳

適用於心脾兩虛、疲倦乏力、舌淡紅蓮苔、脈弱、心煩失眠。噓疏肝活血。使用蓮子30克，粳米50克，洗淨加水入鍋煮沸後文火成粥。早晚食用，兩週為一個療程。

第二節　支氣管炎常用藥膳

氣管炎係指呼吸道疾病。支氣管炎通常分為兩種，急性支氣管炎和慢性支氣管炎。因病毒、支原體、各種細菌及物種化學因素，引起氣管、支氣管發生急性炎症。呈現

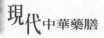

咳嗽、咳痰和全身不適症狀。急性氣管炎常見的藥膳：

一、急性支氣管炎

1. 川貝蒸梨

治療風燥傷肺或乾咳無痰，喉咽乾燥或喉癢、唇鼻乾燥或痰中帶少量血絲。使用川貝6克，雪梨1個。選一個大雪梨（其他梨子亦可）洗淨後，在末端挖一孔，將川貝粉填入，用切開的梨作蓋，蓋緊，在飯鍋上蒸熟即可。早晚吃一個梨子，連吃一週以上。

2. 薑糖飲

治療風寒咳嗽、咳痰稀白，伴鼻塞流清涕、頭痛或四肢酸楚、惡寒發熱、無汗，及舌苔薄白、脈浮等症。使用杏仁、生薑各10克，蘇葉12克，紅糖20克。先將諸藥水煎兩次，合併藥液約300毫升，加入紅糖煮化即成。趁熱飲用，每日一劑，分多次飲完。

3. 桑葉與菊花飲

治療風熱咳嗽氣粗或咳聲嘶啞，咽喉疼痛，咯痰不爽，痰黃黏稠，咳時出汗伴流黃涕、口渴，舌苔薄黃，脈浮數等症。使用桑葉、野菊花、金銀花、白糖各15克、杏仁12克，生甘草6克。上列藥物煎兩次，取兩次煎液合併，加白糖調勻。每日一劑，當飲料隨時飲用。

4. 防風杏仁粥

適用於風寒咳嗽，惡風寒，伴鼻塞、流清涕，舌苔薄白，脈服緊等症。止咳宣肺。使用防風12克，杏仁10克，蔥白兩根，粳米50克。將防風、杏仁水煎，去渣，取藥液；用耕米煮粥，待粥將熟時加入藥液、蔥白，煮至粥熟即成。趁熱食用。每日一劑，早晚食用。每次服一小碗，三天為一個療程。

5. 枇杷菊花粥

適用於風熱咳嗽，伴發熱、口乾或咽痛不適，舌苔薄黃，脈浮或浮數等症。清熱疏風。使用菊花12克，蜜炙枇杷葉15克，粳米50克。將菊花、枇杷葉水煎兩次，去渣，取藥汁；粳米煮粥，待粥將熟時，加入藥液後，燒煮片刻即成。代早、晚餐食之。三天為一個療程。

6. 梨皮沙參粥

適用於燥邪傷肺引起的咳嗽，多為乾咳少痰，伴口乾口渴，及舌紅少苔、脈細等症。清熱止咳。使用梨皮、粳米各50克，北沙參30克。將梨皮、沙參水煎兩次，去渣，取藥液與粳米共同煮成粥。代早、晚餐食用。

二、慢性支氣管炎

慢性支氣管炎藥膳是指用以治療每年連續反覆咳嗽三

個月以上，其會咳痰、氣喘持續二年以上之氣管或支氣管疾病。此項疾病因為尚無根治藥方，藥膳的療法更顯需要。常用藥膳：

1. 三子蔥白飲

適用於咳嗽氣粗而喘、胸悶鼻煽、發熱惡風，症見咽喉痛、舌紅、苔薄黃、脈浮數等。使用蔥白（連鬚）12克，淡豆豉、萊菔子各15克，葶藶子、蘇子各10克，紅糖30克。將三子煮沸後下蔥白、淡豆豉，煮五至十分鐘，去渣，取濾液，加紅糖溶化即成。每日一劑，分三次飲用。

2. 柚子蜜餞

適用於咳嗽痰多、痰白而稀、氣短神疲、四肢困倦、食少腹脹，或大便溏稀、舌淡苔白滑、脈緩無力等症。使用柚子一個，蜂蜜適量。柚子洗淨，開水燙後，用刀劃瓣（不切開），浸入蜜中，瓶裝密封待用。每次吃一瓣，連皮吃下，每日三次。

3. 薑豉麻糖飲

適用於咳嗽、痰多或稀薄色白、氣喘胸悶或伴有惡寒無汗、頭痛身痛、舌苔薄白而滑潤、脈浮緊等症。辛溫宣肺、止咳平喘。使用生薑、杏仁各10克，淡豆豉15克，麻黃6克，飴糖30克。將以上列藥物水煎兩次，去渣，取兩次藥液合併約300毫升，加飴糖溶化即成。一日三次，趁熱飲用，每次100毫升。

4. 黃陳五子蜜飲料

適用於咳嗽日久伴氣短、神疲自汗，痰多清稀而白、舌淡、苔薄白、脈弱症狀。使用黃芪20克，陳皮、炙紫菀各12克，制半夏、五味子各9克，細辛1克，蜜蜂30克。上列諸藥用水煎兩次，每次煮沸後用文火煎十五～二十分鐘，去渣取濾液合併，調入蜂蜜即成。每日一劑，每日三次，趁熱飲用。

5. 人參胡桃粥

適用於喘息氣短，動則加重，咳嗽無力，尿隨咳出，背冷畏寒，及舌淡紫、脈沉、腰膝酸。使用紅參6克，胡桃肉30克，粳米50克。人參切片先用溫水泡兩小時左右；胡桃肉、人參連同泡的參水與粳米共同煮成粥。早晚食用，每日一劑，代餐長期食用。

第三節　肺肝腎疾病常用藥膳

一、肺結核

肺結核疾病是結核桿菌引起的慢性傳染病。經由呼吸道傳染。全身不適，會咳嗽、咯血、胸痛，並倦怠乏力、潮熱盜汗、消瘦。肺結核常用藥膳：

1. 百參豬肺湯

健脾益氣、潤肺止咳。適用於肺結核脾虛食少、咳嗽。使用百合、百部各20克，黨參15克，豬肺150克，薑、蔥、鹽適量。諸藥水煎兩次，去渣，合併兩次藥液，將豬肺放入藥液中燉爛，加入薑、蔥、鹽即可。吃肺喝湯。每日一劑，分二～三次。

2. 百合甲魚湯

治療肺結核。適用於咳嗆氣急，痰少難咯出，咯血、血色鮮紅，午後潮熱，五心煩熱，盜汗或消瘦，或男子遺精，或女子閉經，舌紅苔黃或花剝苔，脈細或數等症。使用百合30克，白芨20克，地骨皮12克，甲魚200克。將以上諸藥水煎兩次，去渣，取藥液；甲魚切塊，用藥液燉至爛熟，加鹽少許即成。每日或間日一劑，分多次吃完，連吃三個月以上。

3. 銀耳桂圓百合湯

適用於肺結核有乾咳無痰，口乾舌燥，或足手新熱，舌紅少苔或無苔，脈細數。用以潤肺止咳。使用銀耳、百合各30克，桂圓15克。將以上諸藥放入鍋內，加水適量，煮熟燉爛。每日一劑，分早晚兩次服用。

4. 海參粳米粥

適用於肺結核咳喘、咯血、陽萎。滋補陰陽、潤燥

止血。使用海參30克，粳米100克。將海參發透，切片洗淨，與粳米煮成粥。每日早上代餐食用，連服一個月以上。

5. 大蒜百步湯

適用於肺結核、咳嗽、盜汗。使用大蒜（紫皮大蒜最好）30克，百部20克，粳米50克。將百部加水300毫升煎煮兩次（每次煎二十分鐘）。去渣取藥液加入粳米煮粥，至粥熟時再加入大蒜，再煮五分鐘左右即可。早晚代餐食用。

二、肝疾病的藥膳

肝的疾病通常分為急性肝炎、慢性肝炎、肝硬化及肝癌。由肝炎病毒引起的傳染病。傳染性強、發病率高。肝炎病毒有甲型、乙型、丙型、丁型、戊形、庚型六型。不及時治療，部分急性肝炎（乙、丙、丁型）會演變成慢性病，甚至惡化為肝硬化或肝癌。常見的急性肝炎症狀是噁心、乏力、厭惡油膩食物、腹痛或腹脹、面目及尿水發黃、發熱。飲食應加強營養。

（一）急性肝炎藥膳

1. 田螺雞骨草湯

　　肝疼痛不適，伴發熱黃疸、尿黃、舌苔黃。使用雞骨草30克，田螺200克。先將田螺放入器皿中，用清水養一至兩天，每日換水二至三次，以除泥土。之後將雞骨草和田螺一起放入器皿內，加水適量，煮成湯即可。每天一劑，分兩至三次飲湯，連服七至十天。

2. 枸杞金針女貞湯

　　滋補肝腎、利濕退黃。用於肝炎所致的頭暈目眩、目澀腰酸、黃疸症狀。使用女貞子、枸杞子各30克，金錢草40克，粳米100克。將女貞子、金錢草放入鍋內，加水適量，煎煮沸後；再改為文火煮二十分鐘，去渣取汁，再加適量水，煎二十分鐘去渣取汁；將兩次藥汁合併，加入粳米、枸杞子一起煮成粥。早晚服用，每次一碗。半個月為一個療程。

3. 五味虎杖蜂蜜茶藥膳

　　清熱解毒、利濕退黃、去瘀止痛、保肝降轉氨酶。對急性肝炎脅腹脹痛及轉氨酶升高，有療效。使用虎杖500克，五味子250克，蜂蜜50至80克。將前兩味藥洗淨，用砂鍋加水適量浸泡三十分鐘，以中火煎開後，改為文火煎三十分鐘，濾出藥汁，再加適量水煎煮，濾出藥汁；將兩

次藥汁合併倒入砂鍋內加熱後，加入蜂蜜，混勻即可，冷藏保存。每日三次，每次一勺，加開水沖服，可連服三十天。

4. 香附茵陳粳米粥

清熱利濕、退黃。適用於肝炎口苦黃疸、嘔吐噁心、乏力、脅腹脹痛症狀。使用茵陳30至50克，薑竹茹10至12克，粳米100克。將以上兩味中藥加水適量，煎煮十五至二十分鐘，去渣取汁，加入粳米；再加水適量，煮至成粥，加入白糖少許，稍煮即可。每日兩至三次服，七至十天為一個療程。

（二）慢性肝炎藥膳

持續六個月以上，包括有各種病因所致的多種慢性肝病。病症常見：（a）乏力、全身不適、食慾減退、肝部不適或痛，或腹脹、失眠微熱。（b）臉部顏色晦暗、會有蜘蛛痣、嚴重者下肢會水腫、腹部積水。（c）實驗室報告會顯示貧血，紅血球、白血球、血小板減少。白蛋白降低、球蛋白升高。常用藥膳：

1. 女貞枸杞湯

肝部隱痛、口乾咽燥、心中煩熱、頭暈目眩、舌紅少苔、脈弦細等症。使用女貞子30克，枸杞子15克，佛手10克，紅棗5克，豬瘦肉250克。將上述藥物洗淨，紅棗去

核,豬肉洗淨切塊。把全部用料一齊放入鍋內,加清水適
量,煮沸後改文火煮三小時,調味即可。

2. 茯苓棗薑粥

肝炎因脾虛引起的腹瀉、水腫、貧血、納食不消、噁
心欲嘔症。使用茯苓30克,紅棗20克,粳米100克,鮮生
薑3克。將紅棗、茯苓以文火煮爛,連湯放入粳米粥內,
加入生薑末,稍煮片刻即成。每日三次食用,連服七至十
天。

3. 鬱金粳米粥

治療肝炎引起的肝部隱痛、脹,嘆息及納少。使用鬱
金12克,玫瑰花6克,粳米60克。將鬱金加水適量,煮沸
後再用文火煮十五至二十分鐘,加入玫瑰花再煮十五分鐘
左右,取汁去渣,加入粳米及適量水煮成粥。每日兩次食
用,一週為一個療程。

(三)肝硬化疾病的藥膳

肝硬化是一種瀰漫性漸進行的肝臟疾病。長見的病情
是食慾減退、乏力、噁心、厭油、腹脹,無特殊的異狀。
症狀會出現腹壁靜脈曲張、腹水、下肢水腫,甚至於胸
水、黃疸、脾大、貧血、陽萎、消瘦、白血球及血小板減
少。常用的藥膳:

1. 冬瓜皮赤豆鯽魚湯

　　肝硬化、有腹水、水腫、貧血納差等症狀。使用鮮鯽魚一條（300克左右），赤豆50克，冬瓜皮30至50克。將鯽魚去腸肚洗淨，加水適量，和赤豆、冬瓜皮一起放入鍋內。喝湯，每日一劑，每日三次。

2. 蓮子甲魚湯

　　健脾安神止瀉、補肝腎益精固精。使用蓮子30克，甲魚一條。甲魚用開水燙後切開去內臟，洗淨，與蓮子肉一同入鍋，加水適量一起煮，以甲魚熟為度。飲湯食肉，每兩天一劑，連服兩週。

3. 麥芽香雞粥

　　用於肝硬化腹脹滿、納食不消、大便乾燥、噯氣。使用炒麥芽20至30克，炒雞內金、炒萊菔子各10克，制香附15克，粳米、白糖適量。將上述藥物加水煎煮兩次，去渣取兩次藥汁，加入粳米煮成粥，再加入白糖，稍煮即成。每日兩至三次食用。十天為一個療程。

三、腎疾病常用藥膳

　　腎炎是因腎小球病變引起的疾病，有慢性腎炎及急性腎炎之別。

（一）慢性腎炎

慢性腎炎主要是腎小球變病所引起的疾病。起病隱匿，病程長，多數以水腫首見。以高血壓、無症狀蛋白尿或血尿出現亦有。在發病過程中會發生腎小球過濾功能損害，引發血清肌酸和尿素氮升高現象。常用配合之療治藥膳：

1. 參芪雞湯

補中氣益精髓。利水消化蛋白尿。使用黃芪120克，西洋參3克，雌雞一隻。使用雞肉和以上兩味藥共燉至雞爛，除去浮油即可喝湯食用，每月三至四次。

2. 小豆冬瓜皮湯

健脾利水，適用於慢性腎炎水腫。使用赤小豆、冬瓜皮各50克。赤小豆先入鍋，加水適量煮至爛時，加入冬瓜皮繼續用小火煮二十分鐘，取出冬瓜皮即可飲用。每日一劑，早晚各服一次，七到十天為一個療程。

3. 核桃紅棗湯

適用於補腎消除腎性蛋白尿。使用核桃仁、黑芝麻各500克，紅棗適量。將黑芝麻、核桃仁先研為細末。每次服20克，以溫水送服後嚼紅棗7枚。每日三次，服完一份為一個療程。

4. **薏苡山藥粥**

　　健脾利水。是治療慢性腎炎水腫。用薏苡仁60克，山藥30克（新鮮50克），粳米50克。合併一起煮成粥。每日食用兩次，十五天為一個療程。

（二）急性腎炎

　　又稱急性腎小球炎。多數發自感染，尤其是血溶性菌之感染。症狀展現血尿、水腫或高血壓。中醫歸類於「水腫」或「水氣」。常用療治之藥膳：

1. **茅根鳳梨飲**

　　清熱止血。適用於急性腎炎、小便有紅血球或血尿。使用茅根200克（鮮茅根250克），鳳梨汁、白糖各500克。將茅根加水適量，煮沸後小火煎三十分鐘，去渣繼續以小火煎煮濃縮至將要乾鍋時，加入新鮮鳳梨汁，再加熱至黏稠狀，拌入乾燥的白糖混勻，晒乾、壓碎，裝瓶備用。每次10克，以沸水沖化服，每日三次。

2. **生地茅根粳米粥**

　　適用於急性腎炎，伴有口乾水腫，血尿。可滋陰清熱、涼血止血。使用生地、鹿含草各15克，白茅根20克，連翹12克，赤小豆30克，粳米100克。將以上四味中藥放入砂鍋內，加水適量，煎煮兩次，每次開鍋後以小火煎二

十分鐘，去渣取藥汁，將粳米與赤小豆放入鍋內洗淨，加水適量，與煎好的藥汁一起煮成粥。每日一劑，分兩至三次食用，十五天為一個療程。

3. 髮菜小薊湯

　　利水消腫、止血。適用於急性腎炎，伴有小便不利、水腫血尿，或尿常規化驗有紅血球、白血球或管型等。使用車前子、髮菜及大、小薊各10克。車前子用布包紮，和髮菜、大小薊一同放入砂鍋內，加水適量，煎煮半小時，出鍋前撈出沙布包及大小薊渣，加入髮菜後，再煮二十分鐘左右，加冰糖適量，待其溶化即可。吃髮菜喝湯，每日一劑，早晚服用，十天為一個療程。

第四節　口腹胃腸疾病常用藥膳

一、口疾

　　口疾常見：（一）口臭、（二）口瘡、（三）嘔吐、（四）呃逆、（五）便秘疾病。

（一）口臭

　　口臭是指口腔生氣時有臭味。尤其患有口腔疾病如齲齒、口瘡、口腔糜爛。另鼻咽喉病如化膿性扁桃腺炎、鼻

竇炎及肺膿腫、胃炎、食滯均有可能。呃逆除稱打嗝。是指氣逆上沖，出於喉間，不能自主發出呃呃聲音。多因胃炎、食滯、病後體虛、胃氣上逆，所致。常用的藥膳如下：

1. 清胃冰糖茶

適用於脾胃積熱引起的口臭或伴有牙齦腫痛，或口糜、口瘡，胃痛、口渴便秘，或煩躁失眠。使用生地15克，當歸6克，黃連5克，牡丹皮3克，升麻10克，冰糖30克。將上列諸藥加水300毫升。煎煮沸後用文火煎十五分鐘，濾出藥液，再加水300毫升，再煮沸後以文火煎十五分鐘，濾出藥液，將兩次藥液合併，加入冰糖溶化後飲用。每日三至四次當茶飲用。每日一劑，五至七天為一個療程。

2. 藿香梔草粥

適用於口臭、口燥唇乾，能清熱化濕、芳香消臭。藿香、梔子、甘草各6克，生石膏30克，粳米100克，白糖適量。先將石膏放入煎鍋內加水適量，煎煮三十分鐘左右；再將其他藥物放入過內，用文火共同煎十五分鐘後濾出藥液，加水再煎二十分鐘左右去藥渣；合併兩次藥液並加入粳米一起煮成粥，再加入適量白糖。分早晚兩次喝下。每日一劑，連續服五至六天。

（二）口瘡

口瘡是指口腔黏膜上生長黃豆般潰瘍點，甚至潰爛熱痛。常見口腔慢性病灶如牙周病、齲齒、殘餘牙根及各種食品餘存口腔內未清除乾淨引起。常用藥膳：

1. 綠豆菊花茶

疏散風熱、清熱生津、平肝明目。使用菊花10克，綠豆50克。將綠豆洗淨，加水300毫升，煮沸十五至二十分鐘，取汁沖沏菊花。稍涼後漱口並頻飲。每日一劑。

2. 蒲公英糖茶藥膳

清熱解毒、瀉火。適用於口瘡伴有口苦、口乾者。使用白花蛇舌草、蒲公英各12克，甘草4克，冰糖適量。將以上三味藥洗淨，入砂鍋內，加水適量，煮沸後用小火煎十五分鐘，加冰糖並溶化，裝入茶杯內，當茶飲用，杯中藥汁飲完後可再加開水沖泡。每日一劑，七天為一個療程。

3. 山藥綠豆粥

咽痛，舌淡苔薄黃，脈弱或虛數。使用山藥30克（新鮮者50克），綠豆30克，粳米100克。將以上三味洗淨，共同入鍋，加水適量，煮成粥。每日一劑，早晚食用一碗，十天為一個療程。用以健脾清熱。口瘡伴有食慾不振，大便不成形，口苦口乾患者。

（三）嘔吐常用的藥膳

嘔吐是指食物或口涎從胃中溢出的病症。暴飲暴食、過量飲酒、過食辛辣或油膩物、誤食毒素品或藥物、蛔蟲煩胃或也有可能引起。常用藥膳：

1. 丁香薑湯

胃部受寒引起的嘔吐或伴有胃中寒涼感，舌淡薄白，脈沉。使用丁香2克，生薑6克。加水約200毫升，煮沸後用文火再煎十分鐘左右，去渣取汁飲用。趁熱飲用，每日一劑，分兩到三次飲用。

2. 生薑葛花湯

適於解酒毒、止嘔吐。使用葛花20克，薑竹茹、生薑各10克。放入煎鍋內，加水200毫升，煎煮二十分鐘，去渣取汁飲用。分多次飲用。

3. 蜂蜜粳米粥

神經性嘔吐，以及其他原因引起的嘔吐。使用粳米30克，生薑15克，蜂蜜、食鹽適量。粳米炒黃，將生薑從中剖開放入少量鹽，用紙包裹，放鍋內煨熟，食鹽入鍋內爆炒後再用為宜。先將炒好的粳米放入器皿中，加水250毫升，用文火煮製米開花，將薑切好放入粥內，再煮至粥成黏稠狀，再加入炒好的鹽和蜂蜜調勻，即可服用。令患者先服三至六匙，待十分鐘後，再慢慢服用。

4. 橘皮紅糖茶

使用於呃逆偏於虛寒型。使用橘皮60克，炒枳殼9克，紅糖適量。將橘皮、枳殼放入器皿中，加水適量，煎煮後用小火煎二十分鐘左右，去渣存汁，加紅糖溫熱飲用。

5. 生薑杷葉蜂蜜茶

適用於症型偏向發熱者。使用鮮生薑、蜂蜜各30克，枇杷葉60克。枇杷葉放入器皿內，濃煎藥汁1碗，鮮生薑搗碎取汁、去渣，然後將蜂蜜、生薑汁調入琵琶藥汁內，攪勻即可飲用。每日一到兩次，溫熱服用。

（四）腹瀉

腹瀉是指大便次數和症狀改變的病症。有急性腹瀉和慢性腹瀉兩種不同病，急性腹瀉有三種情況：一、急性腸道感染，係因細菌性、病毒性、阿米巴性、血吸蟲性引起。二、急性中毒。因食物中毒、或其他原因中毒引起的腹瀉。三、急性全身感染引起之腹瀉如傷寒、敗血症、霍亂。慢性腹瀉，又稱「泄瀉」。排便次數多於平時、糞便稀薄，或含有膿血、或伴有腸鳴、腹痛。病程在兩個月以上或二至四週發作一次。有因消化性疾病或因慢性細菌性痢疾所引起；或全身性疾病如甲狀腺功能亢進、糖尿性腸病。常用腹瀉藥膳：

1. 大蒜醋拌麵

大蒜有殺死多種細菌和真菌的作用。使用大蒜三瓣，食醋適量，麵條100克。大蒜搗碎，加鹽、醋適量。鍋內水燒開下麵條，待麵條熟後裝碗，並加入搗好的大蒜等，攪拌後食用。吃麵，每日兩次。

2. 麥芽山楂茶

治療腹瀉兼大便有酸腐臭氣味、噯氣有酸腐味者。使用炒麥芽、焦山楂各15克，馬齒莧15克（新鮮100克），茶葉20克。將上列三藥物洗淨，放入器皿內加水適量，煮開後用小火煎十五至二十分鐘，去渣存藥汁，用煮沸的藥汁沏茶，蓋上茶杯蓋，稍後即可飲。每日一劑，分二至三次飲用。

3. 車前子粳米湯

治療水瀉、暴瀉，小便不利者。使用車前子（炒）20克，粳米100克。將車前子研成細末。粳米洗淨放入鍋內，加水1,500克左右，煮成稀粥後，將上面的米湯濾出。每日一劑，分早中晚三次用米湯送服。連服三天，必要時，可續服用。

4. 芡實百合粥

治療慢性腹瀉脾虛型。使用芡實、山藥各60克，粳米100克。將前兩味藥和粳米一起煮成粥。每日時用二到三

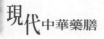

次。十天為一個療程。

（五）便秘常用的藥膳

便秘是指大便排出困難或多日不便。與其飲食及排便習慣有關。不吃蔬菜或粗纖維食品或因心志因素，內分泌失調，年老體衰、活動少、腸道慢性炎均可能引發便秘。便秘因起因不同，用藥不同，藥膳也因而有別。

1. 番瀉葉茶

使用於實秘、體質較好者，對於體質虛者不適宜。使用番瀉葉3到9克，將番瀉葉放入杯子內，用開水沖泡後當茶飲用。每日飲一至兩次。

2. 首烏蜂蜜茶

適用於肝腎陰虛、腸燥津沽引起的便秘等。使用何首烏30至60克，蜂蜜30克。將首烏放入器皿內，加水適量，煮沸後用小火煎三十分鐘，濾出藥汁，加入第二次水，再煎二十分鐘，去渣存汁，將兩次藥汁合併後加入蜂蜜即成。每日溫熱當茶飲用，每日一劑。

3. 核桃白糖飲

補虛潤腸通便。適用於老年人體若便秘。使用核桃30至50克，白糖適量。將核桃仁微炒後，搗爛，加入少許白糖拌勻即成。每日服兩次，每次服15克，熱開水送服。兩

週為一個療程。

第五節　血液疾病常用藥膳

　　相關血液病症常見的有；（一）高血壓、（二）低血壓、（三）高脂血症、（四）動脈粥樣硬化、（五）偏頭痛、（六）貧血、（七）血小板減少性疾病、（八）血尿，這些疾病到了末期，可能造成腦、心、腎器官的損壞。高血壓除了應注意量血壓外，平常生活上有「頭痛」、「暈眩」就要注意。因此，平常的飲食保健調養這類疾病是很需要的。相關常見的藥膳敘述如下：

一、高血壓疾病常用藥膳

1. 夏枯瘦肉

　　適用於肝陽、肝火旺盛型高血壓。有清肝熱、散鬱結、降壓作用。使用夏枯草20克，瘦豬肉50克。豬肉切片，與夏枯草一同置於鍋中，加水適量，用文火煲湯。可作為中、晚餐菜餚食用。

2. 菊花決明子粥

　　用於高血壓伴有頭痛、頭暈、胸脅脹痛，或有健忘、失眠、心悸，舌紅或有瘀斑、瘀點。現代醫學研究，決明子、野菊花均有降壓作用。清肝明目、滋陰潤燥。使用炒

決明子15克，野菊花9克，粳米50克。先水煎決明子和菊花，煮沸後以小火煎十五至二十分鐘，去渣取汁，後入粳米煮成粥，加入冰糖調勻即可食用。空腹食用，每日兩次。一週為一個療程。

3. 芹菜蜂蜜汁藥膳

用於高血壓並有情緒不佳、暈眩頭痛，伴有面紅目赤、煩躁易怒、大便秘結、小便黃等。經現代醫學研究，芹菜有降壓作用。使用芹菜500克，蜂蜜適量。芹菜洗淨切碎，用榨汁機榨出汁，加入蜂蜜，攪拌均勻，稍微加熱。每日服40毫升。每日三次，可長期飲用。

4. 葛根粳米粥藥膳

有軟化血管、降壓、降血脂作用。使用生花生仁（連仁外的紅皮）500克，食醋500毫升。將花生仁放入器皿內，用食醋浸泡，並密封器皿口（切勿走氣）一週以上，時間越久越好。每日晚上臨睡前服食，每次四至六粒，嚼碎吞服，七天為一個療程。

二、低血壓疾病常用的藥膳

低血壓症狀大致可分為二。一是生理性低血壓。常見於長期從事於需要大量運動的工作者。無任何自覺症狀，身體各系統並無缺血或缺氧的表現。除非病態低血壓。若低於正常最低值，臨床症狀有頭昏、乏力、心悸、手腳失

溫、記憶力差，甚至於昏厥，就需要注意飲食調養。屬於有病症狀。中醫所謂的「暈眩」或「心悸」便是。常用的藥膳如下：

1. 升壓茶

低血壓，伴有頭昏目眩、神倦心悸、舌淡苔薄白、脈弱無力等症。使用黨參、黃芪、黃精、炙甘草各30克。將以上四味藥研為粗末，放入較大的茶杯中，以開水沖泡，五分鐘後即可飲用。每日一劑，當茶飲用。

2. 甘草烏雞湯

低血壓，伴有頭昏乏力、心悸氣短、自汗、舌淡、脈沉無力症狀食用。使用黃芪50克，炙甘草15克，烏雞一隻（500克）。將黃芪、甘草切片，烏雞去毛和內臟，一齊放入砂鍋內，加水適量，武火煮沸後舀出浮沫，放入鹽和料酒，小火煨至雞肉爛。肉湯兼食。每週兩劑，一劑分兩到三日用完。血壓升起後再吃兩劑鞏固效果。

3. 參麥冰味飲

陰虛型低血壓，伴有頭昏、目眩、神疲、氣短、全身煩熱、舌紅咽乾或脈搏沉細。使用紅參6克，麥冬20克，五味子10克，冰糖15克。藥物一起放入砂鍋內，加水適量，連煎三次，去渣取汁，每日一劑，當茶飲用。

現代中華藥膳

4. 黨參杞蓮湯

意氣養血升壓。使用枸杞子、蓮子、黨參各20克，炙甘草12克，粳米50克。將黨參、甘草放入砂鍋內加水適量，連煎兩次，每次煮沸後用小火煎二十分鐘，去渣取汁；粳米、枸杞子、蓮子洗淨和煎好藥汁一起入鍋，加水適量，煮成粥。每日兩劑，早晚食用。

三、高脂血壓常用的藥膳

高脂血壓是指血液中的膽固醇、三酸甘油脂等成分異常增高，膽固醇超過6.0毫升、三酸甘脂超過1.2毫升時便是。臨床症狀是頭暈、胸痛、心慌、食慾不振、神疲乏力、肢體麻木。是形成冠心病的主要因素。與飲食有密切關係。常用藥膳：

1. 黃精何首烏大棗花生湯

高脂血症中特別對高膽固醇血症效果更好。使用花生殼100克，黃精、何首烏各15克，大棗5枚。將上列藥物洗淨，放入器皿內，加水適量，煮開後用小火煎二十分鐘左右，去渣取藥汁。每日一劑，當茶飲用。一至兩個月為一個療程。

2. 山楂茶

降脂消食、散瘀。胃酸較多者，不宜空腹飲用。使用

生山楂片15克。將生山楂切片曬乾（也可到藥房買切好的山楂片）。將15克山楂片，放入茶杯內用開水沖泡為茶，可加少許蜂蜜調味。每日一劑，一至兩個月為一個療程。

3. 冬瓜薏苡糯米粥

健脾滲濕、利水降脂。使用連皮冬瓜100克，糯米、薏苡仁各30克。將以上三味藥洗淨入鍋，加水適量煮成粥。每日一次。可長期食用。

4. 玉米粳米粥

適用於濕濁內阻型高脂血症。使用粳米100克，玉米粉30克。先將粳米洗淨入鍋，加水500至1,000毫升，煮至米開花後調入玉米粉，使粥成稀糊狀，再稍煮片刻即成。每日三餐均可溫熱服用。可長期服用。

5. 茯苓粥

適用於脾虛型高脂血症。使用伏苓30克，粳米100克。將伏苓磨成粉末，粳米洗淨，與茯苓粉一同入鍋共煮成粥。每日服用一次。一至兩個月為一個療程。

四、動脈粥樣硬化常用藥膳

1. 首烏芹菜粥

補肝腎，益精血，降低血脂、血壓。使用何首烏15

克，芹菜、粳米各100克，鹽、味精適量。首烏膿煎取藥汁，粳米同首烏汁一起煮粥，待粥將好時，加入芹菜，煮至米爛，加鹽、味精調味。每日一至兩次服用，一月一個療程。

2. 昆山海藻飲

適用於動脈硬化，有化痰降濁、燥濕的功能。肥胖少動、嗜睡，口黏膩乏味，舌質淡胖或暗淡，有齒痕，舌苔膩，脈沉緩或滑。使用海藻、昆布、山楂各15克。將前兩味用水浸泡半日，漂洗乾淨切碎；山楂片洗淨，入鍋加水適量煎煮兩次，每次煮沸後用小火煎十五至二十分鐘，去渣取藥液，加入適量蜂蜜調味即成。每日分多次服用，一個月為一個療程。

3. 昆布玉米粥

祛痰降濁、健脾養胃。適用於動脈硬化伴有肥胖、嗜睡、口中發黏等。使用昆布20克，玉米麵30克，粳米100克。昆布浸水半日，洗淨切絲，與粳米一起加水適量先煮，玉米麵加水調成糊狀，待煮至粳米開花後，將玉米糊攪入粥中，在煮片刻即可。可加少許鹽調味。每日兩次食用，每次一碗，可長期食用。

4. 決明山楂茶

消食積、活血化瘀、明目潤腸。適用於動脈硬化、胸悶不適，和目眩頭暈者。使用山楂15克，決明子10克。將

106

以上兩味洗淨後，研為粗末，水煎或沸水沏茶。代茶頻飲，每日一劑。可長期飲用。

五、偏頭痛常用藥膳

偏頭痛是一種陣發性的偏側搏動性頭痛，及血管性頭痛。女性發病高於男性。偶爾會伴有嘔吐、噁心或怕光現象。中醫將「偏頭痛」疾病規屬於「頭風」疾病。辨證後，在一定程度上可以用藥膳來預防偏頭痛的發作。常用的藥膳：

1. 白川柴羌蜂蜜查

適用於偏頭痛。使用川芎、白芷各20克，羌活、防風、柴胡、荊芥各9克，蜂蜜適量。將上列藥物放入砂鍋內加水，煎煮兩次，每次煮沸後小火煎十五分鐘左右，去渣取藥汁，加蜂蜜調味。每日一劑，當茶飲用。

2. 向日葵盤茶

適用於各種類型的偏頭痛。向日葵盤（乾品）30至60克，茶葉適量。將以上諸藥水500毫升，用砂鍋煎至200毫升左右，加入茶葉稍煮片刻，去渣取汁。每日一劑，當茶飲用。

3. 菊花夏枯米粥

適用於肝火偏旺所致的偏頭痛。使用夏枯草20克，菊

花15克，粳米50克。 將前兩味藥放入砂鍋內，加水，煎煮兩次，每次開鍋後小煎十五分鐘，去藥渣取兩次藥汁，和粳米一同煮成粥。每日食粥兩次，一週為一個療程。

4. 薏芷粳米粥

　　健脾止痛。適用於痰濁型偏頭痛。使用薏苡仁30克，白芷10克，粳米100克。將白芷煎煮十五分鐘，去渣取汁，和薏苡仁、粳米一起煮成粥。每日一劑，連服一週為一個療程。

六、貧血常用藥膳

　　人體外周紅血球容量低於正常範圍時便是。紅血球容量較複雜，臨床上時常以血紅蛋白（Hb）濃度的測量來代替。成人血紅蛋白，男性小於120克/升；女性小於110克/升（非妊娠女性為準）；孕婦小於100克/升即為貧血。

　　貧血徒細胞學上分類為：（一）大細胞性貧血、（二）小細胞貧血。臨床分類為：（一）紅血球生成減少貧血（細分為1.再生障礙性貧血、2.純紅血球再生障礙性貧血、3.先天性紅血球生成異常性貧血、4.造血系統惡性克隆性疾病）。（二）造血異常貧血（細分為1.股髓基細胞受損貧血、2.淋巴細胞功能亢進貧血、3.造血調節因子水平貧血、4.造成血細胞凋亡亢進所貧血）造成血材料不足或利用障礙所致貧血（係指葉酸或B12缺乏或利用障礙

所致、缺鐵或缺利用障礙性貧血）。貧血療治時常用的藥膳：

1. 當歸補血查

益氣補血。適用於氣血兩虛型貧血。使用當歸6克，炙黃芪30克，紅糖適量。將上兩味藥放入砂鍋內，加水，煎煮兩次，每次煮沸後小火煎二十分鐘左右，去藥渣取兩次藥汁合併，加紅糖後稍煮即成。每日一劑，分早晚兩次服用。二十天為一個療程。

2. 木棗湯

健脾益氣養血，適用於脾胃虛弱型貧血。使用大紅棗20枚，黑木耳20克。將上列藥物用溫水泡發、洗淨後，放入砂鍋中，加水適量，煮沸後用小火煎二十至三十分鐘。使用木耳和紅棗並飲湯。每日一劑，分早晚兩次食用，兩週為一個療程。

3. 棗礬九

健脾益氣養血。適用於缺鐵性貧血及其他類型的貧血。使用大棗20枚，皂礬6克。將皂礬研為細末，大棗去核與皂礬粉末共搗為泥，製四十粒藥丸。每次一丸，每日兩次，二十天為一個療程。

4. 阿膠燉紅棗

益氣養血補血，適用於各種類型的貧血。使用阿膠10

克，紅棗6枚。將紅棗去核和阿膠一起放入碗中，鍋內加水適量，把碗放入鍋內蒸至阿膠溶化即成。吃紅棗並服用氧化後的阿膠，每日一劑，連服半月為一個療程。

5. 薏苡仁大棗粥

健脾補血。適用於貧血伴有納差、頭暈無力、面色蒼白、舌淡、脈細弱。使用薏苡仁、大棗、粳米各50克。上列三味洗淨，放於鍋內，加水適量煮成粥。每日一劑，分早晚兩次服，十五天為一個療程。

七、血小板減少性紫癜

血小板減少性紫癜中醫歸類為「血證」及「瘀斑」。一般臨床將其分為急性紫癜及慢性紫癜。就其特徵又可分為特發性、繼發性和特類型三種。急性血小板減少性紫癜會發燒、畏寒、突然發生廣泛因嚴重的皮膚黏膜紫癜，或大片瘀斑或血腫，甚至牙齦、鼻、口出血或起泡。慢性血小板減少性紫癜則出血反覆，皮膚紫癜多見於下肢。牙齦、鼻、口也會出血。常用療治的藥膳：

1. 雞蛋黑芝麻

適用於血小板減少、肝腎虧虛、目乾腰酸等。使用黑芝麻30克，土雞蛋兩個。將黑芝麻搗碎，放入鍋內，加水適量煮沸後小火煎十五分鐘，將雞蛋打入煮沸的鍋內，再煮五分鐘即成，加入糖或鹽調味。每日一劑，分早晚兩次

服用。

2. 甘草粥

補脾益氣。適用於脾虛不攝型血小板減少性紫癜。使用生甘草15至20克，粳米100克。甘草煎水兩次，每次十五分鐘。去渣留藥汁，和粳米一起煮成粥。每日兩次，早晚食用，一日一劑，十五天為一個療程。

3. 花生粳米粥

健脾補血。適用於血小板減少。使用花生仁50克（不去紅衣），粳米100克，山藥30克。將以上三味洗淨，花生人搗碎，一同放入鍋內煮成粥。每日一劑，早晚服用，十五天為一個療程。

4. 雞血藤麻梔蛋清沖

適用於血小板減少，伴有出血、紫斑、舌紅苔黃，脈細數。使用雞血藤30克，升麻、梔子各9克，雞蛋一個。上列三位放入砂鍋內，加水適量，煎煮兩次，每次煮沸後用小火煎十五分鐘左右，去藥渣存藥汁；雞蛋打開，去蛋黃留蛋清於碗中，將藥汁煮開，沖於裝蛋清的碗內稍悶片刻即成。每日一劑，早晚各服一次，一至兩週為一個療程。

八、血尿

血尿是指人尿中在高倍鏡檢下有紅血球兩個以上，稱之為血尿。輕者尿色正常，重者尿色呈淡紅色。甚至血紅色。中醫稱之為「小便血」、「溺血」或「小便出血」。常見於腎小球炎、尿路感染、輸尿管結石、泌尿系腫瘤、先天性輸尿管畸形或血液病等。經常使用的藥膳，如下：

1. 甘蔗白藕汁

適用於泌尿系感染、尿急、尿頻、尿痛、尿血。使用鮮甘蔗、白藕各500克。甘蔗去皮，切碎榨取汁；白藕500克，去節切碎，以甘蔗汁醃浸半日，再用榨汁機榨出汁液。一日分三次飲完，一週為一個療程。可涼血止血升津。

2. 生地茅根飲

清熱止血。適用於各種血尿。使用鹿銜草、生地、小薊、白茅根各30克，山梔10克，冰糖適量。上列諸藥放入砂鍋內，加水適量，煎煮兩次，每次二十分鐘，去渣存汁，再將兩次藥汁合併，加入冰糖飲用。每日一劑，早晚兩次飲用，一週為一個療程。

3. 荷蒂冰糖飲

適用於尿血等。涼血止血。使用乾荷蒂20克（即荷葉中心部分），冰糖適量。將荷蒂洗淨剪碎，入鍋內加水適

量，煎煮三十至四十分鐘。去渣取汁，加冰糖。溫熱飲用。每日兩至三次，一週為一個療程。

第六節　心臟疾病常用藥膳

心臟病最常見的是病毒性心肌炎和冠心病兩類。病毒性心肌炎可分：（一）心肌局限性、（二）瀰漫性的急性、（三）惡急性的炎性病變、（四）慢性炎性病變。各種病毒都有可能引起心肌炎，尤其以腸道及呼吸道感染的病毒最為常見。而發生此心肌炎前一至兩週都可查到病毒感染的症狀。在臨床上表現，有症狀者會發現疲憊乏力、多汗、胸悶、頭暈、心悸、蒼白、氣短、食慾不振。急性引起的，甚至於會伴有嘔吐、噁心、煩躁、心力衰竭諸現象。中醫學上稱之為「心悸」、「怔忡」、「胸痺」病症，常用於協助療治的藥膳分述如下：

一、病毒性心肌炎

1. 金銀花竹葉蜂蜜飲

治療病毒性心肌炎急性期，伴有發熱，咽痛，心煩心悸，胸悶或胸痛，舌紅苔黃膩。清熱解毒、瀉火養陰寧心。使用金銀花、板藍根各30克，竹葉10克，柏子仁12克。上列四味藥加水浸泡約半小時，煎煮兩次，每次煮開以小火煎十至十五分鐘，去藥渣取兩次藥汁，倒入適量蜂

蜜即成。每日一劑，分兩至三次飲用。

2. 山藥麥冬金銀粳米粥

適用於病毒性心肌炎遷延期邪熱未清、氣陰受損，症見心悸氣短、口乾口渴、納少不香或大便稀，舌紅少苔，脈數細。清熱解毒、益氣養陰。使用新鮮山藥、粳米各50克，麥冬15克，金銀花20克。銀花、麥冬洗淨，加水浸泡，放入器皿內煎煮兩次，去渣取汁，加入山藥、粳米，煮成粥。每日分兩次食用，一至兩週為一個療程。

3. 參芪粥

適用於心氣虧虛引起的心悸、氣短、乏力自汗或旱搏。補虛益氣。使用西洋參3克，黃芪15克，糯米50克。將前兩味藥放入器皿內加水適量，煎煮兩次，每次煮沸後用小火煎三十分鐘左右，去藥渣取兩次藥汁，糯米洗淨與藥汁一起放入鍋內，加水適量，煮成粥。每日一劑，早、晚溫熱服食。連服七至十天。

4. 龍眼蓮子粥

適用於病毒性心肌炎恢復期的輔助治療。益氣健脾、養心安神。使用龍眼肉、蓮子各15克，糯米50克。將上列三味藥洗淨一起煮成粥。每日兩次食用，半月為一個療程。

5. 強心茶

用於短氣、乏力、心悸、胸部悶痛。補心氣、益心陰、化瘀寧心安神。使用西洋參3克，玉竹、當歸各6克，炒棗仁15克，炙甘草5克。以上藥物加水浸泡，於砂鍋內煎煮開，改用小火再煎二十分鐘，傾入茶器中，加蜂蜜適量。代茶飲用。

二、冠心病常用療治的藥膳

冠心病多發於中老年人。發作時，胸悶、心律失常、心悸、嚴重者心前區或胸骨後疼痛、出冷汗，主要原因是冠狀動脈狹窄或痙攣，引起心肌缺血、缺氧。勞累、情緒激動、休息或睡眠中均會發生。持續時間多為數秒鐘或一分鐘。中醫所稱「瘀證」、「痰證」、「胸痹」、「真心痛」便是。病因主要是攝取過多脂肪和膽固醇類食品，導致冠狀動脈粥樣硬化，引起心肌供血不足，或心肌梗塞。所以食療對冠心病防治有特殊療效。常用於療治的藥膳：

1. 丹參蜂蜜飲

適用於冠心病疼痛，如刺如絞，舌青紫或有瘀斑、瘀點等。使用丹參20克，蜂蜜適量。將丹參放入器皿內加水適量，煮沸後用小火煎二十分鐘，去渣取汁，加入蜂蜜即成。每日一劑，分早晚兩次服，一個月一個療程。

2. 黨參黃芪鯉魚燒

補心益氣。用於冠心病伴有氣短胸悶、心悸心慌、倦怠乏力、懶言自汗、面色蒼白、舌淡、脈緩弱無力。使用黃芪、黨參各20克，活鯉魚一條（1,000克），蔥、蒜、醬油適量。鯉魚剖腹去內臟、鱗、腮、鰭洗淨，油炸成金黃色後撈出；將炸魚放入鍋中，加入黃芪、黨參片，加水適量，煮沸後改以小火煨至濃湯，去參、芪，加入調料燒開即成。佐餐分次食用，隔兩日一劑，十劑為一個療程。

3. 海帶粳米粥

對冠心病的防治有一定作用。軟堅散結降脂。使用海帶30克，粳米50克。將海帶用水洗淨泡發，再切碎，與粳米一起加水適量，煮粥。加入鹽、麻油調味。每兩至三日一劑，分次服用。

4. 桃仁粳米粥

適用於瘀阻心脈，心胸疼痛，舌暗或有瘀斑、瘀點，脈澀而沉等症。活血化瘀。使用桃仁15克，粳米50克。將桃仁放入器皿內，加水適量，煮沸後用小火煎二十分鐘，去渣取汁，與粳米一起煮成粥。可做早晚餐食用。

5. 薤白粳粥

適用於痰濁阻脈之冠心病，伴有胸心悶痛、苔膩、脈滑。行氣豁痰、寬胸止痛。使用薤白15克，蔥白6克，粳

米50克。薤白、蔥白切碎，放入鍋內加水適量，加入粳米一起煮成粥。每日一劑，分早晚兩次食用。十天一個療程。

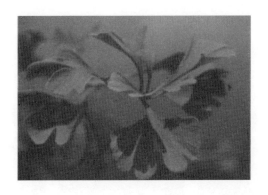

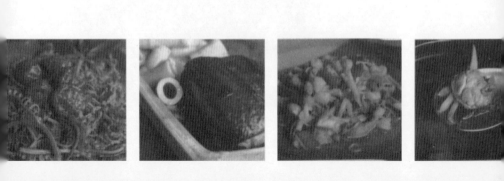

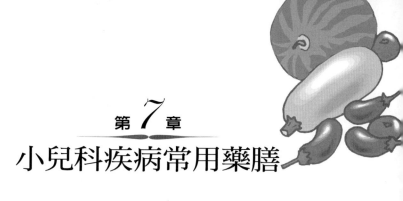

第7章
小兒科疾病常用藥膳

第一節　小兒科口腹胃疾病常用藥膳

　　小兒口腹胃疾病常見的疾病：（一）小兒腹瀉、（二）小兒厭食、（三）小兒疳積、（四）小兒流涎、（五）小兒積滯、（六）小兒蟲積、（七）小兒肥胖症。

一、小兒腹瀉藥膳

　　嬰兒患者多數在兩歲以內，大便次數增多，有時候每天可達十多次。大便是稀水樣便。黏液或濃血病。因嬰幼兒消化系統發育不良、消化功能較差，不能吃過多食物，餵養不當就會引起腹瀉，甚至感染。腸道內細菌、病毒、真菌、寄生蟲等感染以及上呼吸道感染，肺炎、中耳炎、腎炎、皮膚感染等腸道外感染都會引起嬰兒腹瀉。氣候變化、腹部受凉也會引發此病。中醫一般稱之為「泄瀉」。常用的藥膳：

1. 栗柿餅

使用栗子肉15克，柿餅一個。栗子肉、柿餅共磨成糊狀，煮熟服食。每日兩次。

2. 紅棗山萸肉湯

適用於脾腎陽虛型嬰幼兒的腹瀉。補脾溫腎、固澀止瀉。使用紅棗10枚，骨碎補、熟附子、山萸肉各10克，五味子5克。將上述諸藥一同入砂鍋，加水250毫升，煎熬取汁90毫升。每日三次，溫服，每次服用30毫升。

3. 山藥蓮肉粳米糊

補脾益胃、澀腸止瀉。使用山藥、蓮肉、粳米、紅糖各100克，麥芽20克，茯苓50克。將山藥、蓮米、麥芽、茯苓和粳米一起磨成粉，入鍋，加水適量，煮成糊狀，調入紅糖。每日一劑，分三次服完。

二、小兒厭食藥膳

小兒厭食是指一歲到六歲的兒童長期不思食、口胃不開、食欲不振、甚至於推食。主要原因是由於餵養不當，損及腸胃功能，引起不願飲食的反應。若病症過長，會出現面黃倦怠，形體消瘦的狀態。運用食療藥膳調節飲食是預防和治療小兒厭食症的有效方法。常用的藥膳如下：

1. 蜜餞山楂煎餅

適用於小兒不思飲食或過飽傷食。使用山楂500克，蜂蜜250克。優質山楂500克，去除柄與核，洗淨後入鍋內，加水適量煮熟，待水收乾時加入蜂蜜，改用文火煎煮十分鐘，略涼即可。飯前嚼食5枚可增進食欲，飯後嚼食5枚可助消化。

2. 銀耳燉肉湯

適用於脾胃氣陰不足之厭食者。養陰生津、益氣生津。使用銀耳30克，精豬肉100克，大棗10枚，食鹽適量。銀耳泡發，精豬肉切片，與大棗同燉至爛熟，加鹽適量即可。佐餐隨意食用。

3. 橘餅茶

適用於小兒傷食或吃生冷瓜果後泄瀉不止。使用橘餅兩個。把橘餅切成薄片，放入茶壺內，用開水沖泡，蓋上茶壺蓋，泡十分鐘。可作數次當茶飲用，喝茶吃餅。連食三天。

4. 綠豆漿粥

適用於小兒食慾不振。使用鮮豆漿500毫升，秈米50克，冰糖適量。使用鮮米淘淨，冰糖打碎，同豆漿一起入鍋，加適量清水，用大火燒沸後，改小火熬煮至粥熟。每日一劑，可作主食。

三、小兒疳積藥膳

　　小兒因脾胃不健、飲食不良所引起的慢性營養障礙稱之為小兒疳積。小兒乳食後，積而不消、停積脾胃不消化，腹部脹滿或脹痛、甚至嘔吐。疳是指過食回甘生冷。積滯傷害脾胃，或體內津液損耗太過，導至形體消瘦，成甘證症狀。需要療治的疾病。其常用的藥膳：

1. 麥芽內金散

　　適用於面黃肌瘦、毛髮稀疏、精神不振、手足心熱、煩躁易怒。使用大麥芽、雞內金各30克。以上列味藥炒後一同研為細末。每日一次，每次3克，用開水沖服，連服一週。

2. 茯苓雞肝湯

　　健脾生血、補益肝腎。使用雞肝30克，茯苓10克。將雞肝與茯苓一起煮。吃雞肝、喝湯，連服一週。

3. 田雞獨腳粥

　　此方用量為四至五歲兒童所需的總量，惟根據年齡酌情加減。食欲不振者不宜服用。清熱消疳、健脾開胃。使用田雞兩隻，獨腳金、粳米各30克，淮山藥60克，太子參15克，砂仁6克。田雞去內臟，剝皮切塊；獨腳金、淮山藥、太子參、砂仁、粳米洗淨，然後一同放入開水鍋內，用武火煮沸後，改用文火煲兩小時，至粥熟。每日一次，

連服一週。

4. 田雞粥

氣血雙補。適用於面部呈老人貌、皮膚乾皺、精神委靡、啼哭無力。使用田雞一隻，糯米30克。田雞去頭、皮和內臟，洗淨。將糯米洗淨後，與田雞一起放入鍋中，加水適量，用文火煮成粥即可。一天內分次服完，連用兩週。

四、小兒流涎

小兒涎液過多，經常流出口外的疾病。常發生於一歲左右斷奶的小兒。因脾胃溼熱或脾虛不好，水溼上溢於口所致。兩者均可用藥膳治療：

1. 益智白朮餅

健脾攝涎。小兒口腔潰瘍、小兒口瘡所致的流涎者忌服。使用炒白朮20克，益智仁30克，鮮生薑、白糖各50克，白麵粉適量。把炒白朮和益智仁亦同放入碾槽內，研成細末，把生薑洗淨後搗爛絞汁，再把藥末同白麵粉、白糖和勻，加入薑汁和清水和勻，做成小餅二十塊入鍋內，如常法烙熟。早晚兩次，每次一塊，嚼食，連用十天。

2. 陳皮大棗竹葉湯

健脾益氣止涎。使用大棗八枚，陳皮10克，竹葉8

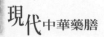

克。將上述三味藥用水煎煮，取汁100毫升。每日一劑，分兩次飲服。連服七劑。

3. 甘草生薑紅糖茶

適用於脾虛不約型小兒流涎症。溫中散寒、補脾益氣。先將生薑、炙甘草入砂鍋，加水300毫升，武火煮沸後，改文火煮至150毫升時停火，去渣取汁，加入紅糖即可。代茶飲用。每日一劑溫服，連服一週。

五、小兒積滯

小兒積滯是指小兒內傷乳食、停聚不化、氣滯不行所形成的疾病。呈現不思乳食、腹部脹滿、大便不調症狀。有乳食不化和脾虛夾積兩種情形。常用藥膳：

1. 麥芽山楂飲

適用於小兒傷食。去積滯、助消化。使用炒山楂、炒麥芽各10至15克，紅糖適量。將山楂、麥芽及紅糖一同放入陶罐或搪瓷杯內，加水500毫升，煮沸後文火煎五至十分鐘，取汁。每日兩次，每次服二分之一量，當飲料溫熱服。

2. 海蜇荸薺燒

適用於小兒積滯。體弱小兒一次不可服食過多。使用荸薺250克，海蜇100克。鮮荸薺洗淨後，去除小芽及基

根；洗淨海蜇同荸薺一併入鍋，加水適量，待荸薺煮熟後
去掉海蜇。每日兩至三次，每次嚼食溫熱荸薺三至五個，
連用三天。

3. 蘿蔔糖醋

　　適用於小兒食積、肺熱咳嗽。開胃消食、止咳化痰。
使用生蘿蔔250克，鹽、白糖、米醋適量。蘿蔔去表皮切
細絲，用涼開水沖洗後加入鹽、白糖、米醋拌勻，醃漬片
刻。佐餐食用，每日兩次。

4. 山藥小米粥

　　適用於小兒脾胃虛弱、乳食積滯。健脾止瀉、消食導
滯。使用淮山藥40克（鮮品約100克），小米50克，白糖
適量。將山藥洗淨搗碎或切片，與小米同煮為粥，熟後加
白糖適量調勻。空腹時用。

六、小兒蟲積

　　係指小兒感染寄身蟲後所患疾病。小兒因忽略良好衛
生習慣，導致發生腸道寄生蟲病。常見寄生蟲以蛔蟲、蟯
蟲、鉤蟲為多。平常應多注意、要求小兒勤洗雙手，不吸
吮手指。取食水菓食品，須先洗手。除驅蟲治療外，常輔
以藥膳治療。

1. 花椒醋飲

　　安蛔驅蟲止痛。使用花椒20粒，陳醋100克。將花椒和陳醋一同煮沸後置涼，去渣取汁。頓服（即一次服完）。

2. 馬齒莧糖醋

　　清熱涼血、利濕解毒驅蟲。使用馬齒莧300克，陳醋100克，白糖10克。先將馬齒莧洗淨切碎，入鍋加水煎煮去渣取濃汁150克；然後加入陳醋和白糖，調勻即可。每日一次，空腹溫服。連服一週。

七、小兒肥胖症

　　係指小兒攝取脂肪超過消耗，使體內脂肪過度積聚，導致超重過多的營養障礙性疾病。體重超過正常兒童均值百分之二十為肥胖。超過百分之二十到二十九為輕度肥胖；超過百分之三十到三十九為中度肥胖；超過四十到五十九為重度肥胖。超過百分之六十為極度肥胖。肥胖不僅影響小兒健康，也會成為成年期高血壓、糖尿病、膽石症、痛風等疾病和猝死的誘因。

　　對於兒童肥胖的療法，應著重於鼓勵肥胖兒童進行適當運動，促進脂肪分解。另外，更要食用低脂肪、低碳水化合物和高蛋白的飲食。如胡蘿蔔、青菜、萵苣、蕃茄、黃瓜、蘋果、柑橘、竹筍。這些熱量的蔬菜食品，其纖維

可減輕醣類吸收和胰島素的分泌，阻止膽鹽的腸肝循環，促進膽固醇排泄。因此中醫治療小兒肥胖宜化痰除濕、健脾益氣。常用藥膳：

1. 冬瓜皮煎茶

適用於肥胖、四肢水腫、周身乏力、腹脹、小便不利者。利尿除水減肥。使用冬瓜皮30克。用沸水沖泡，加蓋燜五分鐘。代茶喝飲。

2. 銀橘山楂飲

適用於肥胖症、高脂血症。消食活血、化瘀散腫。使用山楂、菊花、銀花各10克。將山楂拍碎，三味藥一同加水煎煮。取汁代茶飲。每日一劑。

3. 赤豆鯉魚

適用於肥胖伴見下肢水腫、四肢無力、小便不利者。利水消腫。使用赤小豆25克，大鯉魚500克，陳皮、小椒、蘋果洗淨後，塞入魚腹內，再將鯉魚放入盤中，用適量的生薑、蔥、胡椒粉、食鹽調味，灌入激湯，上蒸籠蒸製。經蒸製約一小時，待鯉魚熟後，立即出籠。另加蔥絲，或其他綠葉鮮菜，用沸湯略燙，投入湯中即成。可佐餐食用。

4. 白茯苓粥

適用於肥胖、水腫、泄瀉、小便不利等症。健脾益

胃、利水消腫。使用白茯苓粉15克，粳米50克。將白茯苓粉15克，加入粳米，置於砂鍋內，加水500毫升，煮成稀粥。每日兩次，分早、晚溫熱服食。

第二節　小兒科呼吸道疾病常用藥膳

小兒呼吸道疾病常見的以：（一）小兒哮喘症、（二）麻疹、（三）水痘、（四）流行性腮腺炎、（五）百日咳為最。常用的藥膳分述如下。

一、小兒哮喘症

小兒哮喘症是一種小兒呼吸道慢性疾病。發作時，哮鳴氣促、呼吸延長。主要是對某些物質的產生過敏反應，導致呼吸道變窄，呼吸困難。促使過敏反應的物質包括煙草、冷空氣及其他環境有害物質等。哮喘疾病容易發作於四到五歲小孩，一年當中以冬季及秋末春初較易發作。對食物一般呼籲注意：進食不宜過鹹、不宜過甜、不宜過膩、不宜過激、不宜過敏、不宜過飽。常用的藥膳：

1. 參苓蒸鵪鶉

適用於咳嗽痰多、面色無華、倦怠乏力等症。使用鵪鶉一隻，黨參、茯苓各15克，紅棗5枚，料酒、紅糖適量。將鵪鶉去內臟洗淨，黨參、茯苓、紅棗去核洗淨研末。將藥末塞置於鵪鶉肚中，加入料酒和紅糖，在隔水

燉。水沸後再用文火連續燉四小時。喝湯食肉。每天一隻，每次服完。連服七天。

2. 人參粥

益氣固本。使用人參3克，粳米100克，冰糖適量。將人參研粉，與淘洗淨的粳米一同放入砂鍋內，加適量清水，用大火煮沸後，再用文火熬至熟爛。將冰糖與適量清水置於另一砂鍋中，煎煮糖汁，然後將糖汁徐徐加入煮熟的人參粥中，攪拌均勻即可。每天早晚服食。長期服食。

二、麻疹

是一種急性傳染病。多流行於冬春季節，傳染力極強。多見於六個月以上、五歲以下的幼兒。一生發過一次後，終生不再發。發作症狀以發熱、咳嗽、流鼻涕、流鼻水、滿身紅疹為特徵。因紅疹大如麻粒，所以取名為「麻疹」。以食療配合治療，可以使麻疹出透，減少併發症，獲得良好治療效果。常用藥膳如下：

1. 金針香菜湯

清熱消食、補虛透疹。使用金針菜20克，香菜10克，瘦豬肉5克，麻油、鹽適量。金針菜、香菜洗淨瀝水。瘦豬肉洗淨切片，待鍋內水燒沸時，放入肉片、金針菜、香菜一起煮，最後加麻油、鹽即可。食菜飲湯，每日三次。

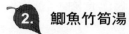

2. 鯽魚竹筍湯

　　清熱消食、解毒透疹。使用鮮竹筍、鯽魚各250克，麻油、鹽適量。竹筍去皮洗淨，切成薄片。鯽魚去鱗、肚腸，洗淨，與竹筍同時下鍋，加水適量煮至魚熟時停火，隨意加入麻油、鹽。食魚、筍，喝湯，每日三次。

3. 香菜荸薺胡蘿蔔湯

　　清熱生津、止咳消脹、發汗透疹。使用胡蘿蔔200克，荸薺100克，香菜150克。胡蘿蔔、荸薺、香菜分別洗淨瀝水。胡蘿蔔切片，荸薺切成四片，香菜切碎，同時入鍋，加水三碗，大火煮沸，小火煎至兩碗即可，濾汁去渣。每日一劑，每日三次服完以上份量。連服三日。

三、水痘　

　　是一種傳染性強的急性病毒呼吸道傳染病。全身分批出現疹斑、血疹和癒疹。多見於冬、春季節。初期多明徵兆、中期感到低熱、頭痛、乏力、食慾不振。一開始從面部髮部逐漸向外散開。惟四肢較少。顯現紅色丘疹後，很快形成皰疹，會由透明皰疹轉為混濁且癢。一般經三、五天後，會逐癒不留疤痕。發作時，注意不受其他疾病或氣候影響。常用藥膳：

1. 生地粳米粥

透發痘疹。使用鮮莞荽150克，鮮胡蘿蔔200克，乾板栗50克，鮮荸薺100克。首先分別將莞荽、胡蘿蔔、乾板栗、荸薺清洗乾淨，然後切碎。把以上四味一同放入砂鍋內，加水適量，煎沸後取湯兩碗，去渣即可。以上為一日量，分作兩次溫熱飲用。連用五天。

2. 齒莧黃花湯

清熱解毒。適用於水痘中期。使用黃花葉、馬齒莧各30克。將上列兩味洗淨入鍋，加水適量，煎二十分鐘即成，去渣取汁備用。作飲料用。每日兩次，每日一劑，連服五天。

3. 竹葉大米粥

適用於高熱煩躁、口乾唇紅、臉面紅赤、尿少、痘疹大而密或顏色紫暗，甚至口腔內也出現水痘、舌苔黃厚而乾等症。使用鮮竹葉40克，生石膏50克，大米80克，白糖適量。將竹葉洗淨，與石膏加水煎汁，去渣，加入大米煮成稀粥，以白糖調味即可。每日一劑，分三次服用。連服四日。

四、流行性腮腺炎

是一種流行性腮炎病毒引起的急性呼吸道傳染病。多

發於兒童，以時冷、時熱、頭痛、咽痛、食欲不振、全身不適，一到兩天後在耳後下方會腫痛。中醫稱之為「疳腮」。依症狀可分為溫邪在表型和熱毒緼結型。療治上首重清熱解毒、疏風消腫。常用藥膳：

1. 陳皮枸杞鯽魚湯

清熱解毒、理氣開胃、和胃止嘔。適用於流行性腮腺炎。活鯽魚一條，鮮枸杞菜500克，陳皮3克，生薑兩片，鹽少許。將鯽魚去鱗、去內臟洗淨，和陳皮、生薑同時入鍋，加適量水煮開。再將鮮枸杞菜洗淨放入鍋內，與鯽魚一起煮。待水沸後改以小火燉之，至魚熟湯濃止，最後加鹽調味即可。成人和兒童可食魚、菜，飲湯；嬰幼兒飲湯即可。每日兩次，熱服。

2. 銀花薄荷湯

適用於溫邪在表型腮腺炎。使用銀花15克，薄荷6克，黃苓3克，冰糖15克。將前三味加水適量同煎取汁，加入冰糖即可。每日一劑。連服四到五天。

3. 菊芋粥

適用於熱毒蘊結型腮腺炎。使用鮮馬齒莧60克，大蒜泥10克。將鮮馬齒莧加水煮熱，撈出切段，放入大蒜泥和醬油固味，拌勻即可。作涼菜隨意食用。連用一週。

4. 醋荊芥貼

清熱解毒、散瘀消腫。適用於流行性腮腺炎。使用荊芥10克，醋適量。將荊芥加水1,000克，煎後濾渣，藥液裝入瓶內。每日一劑，分數次溫飲，另用紗布浸醋貼於患處換三至四次。

5. 赤小豆湯

清熱解毒、消腫散結、健脾益胃。使用赤小豆50克。赤小痘洗淨，冷水浸泡十五小時，取出三分之一搗爛敷患處，用另外三分之二內服。每日一次。連服一週可癒。

五、百日咳

是小兒常見的一種急性呼吸道傳染病。由百日咳桿菌引起的喉部、氣管和支氣管卡他性炎症。形似感冒，惟不久會產生咳後吸氣性吼聲。像雞鳴樣有回聲。甚至鼻吼出血或咯血。雖然喀嗽重濁而肺部多無異常體徵是其臨床特徵。

百日咳多見於五歲以下兒童。年齡愈小，病情愈重。病程較長。會持續二至三個月。甚至更長。臨床經驗，可分為初咳期、頓和期和恢復期。藥物治療外，配合藥膳食療，可縮短病程，促進早日復元。常用藥膳：

1. 豬膽綠豆粉

清熱解毒、祛痰止咳。使用豬膽汁500克，綠豆粉50克。取鮮健康豬膽汁入砂鍋以小火濃縮，加綠豆粉攪勻，在烘乾研粉。食豬膽綠豆粉。每次5至10克，每日三次，以溫開水沖服，因味苦，食時可酌加糖。

2. 羅漢粳米粥

清肺潤腸。適用於百日咳。使用羅漢果一個，精豬肉50克，粳米100克，食鹽、味精、麻油適量。羅漢果切成小薄片備用。粳米洗淨放入開水鍋內，用大火燒沸，加入肉末、羅漢果、食鹽熬煮成粥，吃時可用味精、麻油調味。溫熱服食，每日一劑。

3. 橄欖粥

生津止渴、清肺利咽。適用於小兒百日咳。使用橄欖肉10克，白蘿蔔一個，粳米100克，白糖適量。將橄欖肉、白蘿蔔分別切成米粒大小後，把粳米洗淨，然後將粳米放進開水過內煮沸，再加入橄欖、蘿蔔和白糖，改用小火慢熬成稀粥。每日一次。發熱時不宜服。

第三節　小兒科脾肺疾病常用藥膳

小兒脾肺失調引起的疾病，最常見且須注意療治者有三：（一）小兒夏季熱、（二）小兒汗症、（三）小兒佝

傻病。

一、小兒夏季熱

　　是嬰幼兒一種特有的疾病。常發於六歲以下小兒。尤其是營養不良小兒。其症狀特徵是發熱、口渴、多尿。是夏天燥熱天氣所招致。臨床時表現口渴多尿、高熱無汗、四肢清冷、長期泄瀉。其病情可分脾肺型、瘧疾型及渴瀉型。脾肺型含初傷肺氣及脾肺兩種，出傷肺氣症狀會發生咳嗽、流清鼻涕、四肢清涼、咽喉腫痛、發熱不退、大量飲水、皮膚乾燥無汗。脾肺兩虛則面黃無華、肢體無力、不流鼻涕、發熱口渴、多尿少汗。瘧疾型則顯見寒熱交差瘧疾，一日二至三次。納少腹脹、脈弦。渴瀉型則渴、瀉、熱都來。症狀顯現頭胸俱熱、四肢冰涼、高熱無汗、大渴大飲。療治時，配以藥膳能有較好療效。常用藥膳：

1. 黃爪蜜餞

　　適用於發熱時高時低、面色蒼白、氣短懶言、食少口渴等症。使用黃瓜兩條，蜂蜜適量。黃瓜洗淨切條，入開水中汆燙，放入蜂蜜中浸潤數小時即可。每日一劑，分三次食完。連用數日。

2. 荸薺蕹菜湯

　　適用於發熱、口渴、汗少、唇紅乾燥、咽紅等症。使用荸薺十個，蕹菜（即空心菜）250克。荸薺去皮切片，

蕹菜切成小段，一起加水煮湯。食蕹菜、荸薺，飲湯。每日一劑，三次食完。

3. 蓮子綠豆湯

　　清心火、益氣消暑。使用綠豆、蓮子、糯米各50克，白糖適量。先煮綠豆，待熟後加入去心的蓮子與糯米，煮爛成粥，加入白糖即可。長期服食。

4. 石斛洋參飲

　　清暑益氣。使用西洋參、炙甘草各5克，石斛8克，麥冬、知母各10克。將西洋參洗淨切碎，其餘諸藥洗淨，加水適量，煎湯去渣取汁。每日一劑，分三次服完。連服兩週。

二、小兒汗症

　　又分盜汗及自汗。盜汗是醒後自己發現無故流很多汗。自汗是白天自然出汗，動則更多。小兒在安靜狀態下全身或局部無故出汗很多時，即患有汗症。常用以療治的藥膳有：

1. 黑豆桂圓大棗湯

　　適用於自汗、怕風怕冷、飲食減少、平時易患感冒等症。使用黑豆40克，桂圓肉10克，紅棗30克。將以上三味洗淨，一同放入砂鍋加水適量，用小火煨一小時。每日一

劑，分兩次食完。連吃兩週。

2. 黃芪羊肉湯

健脾補虛、滋養斂汗。使用黃芪、淮山藥各15克，羊肉90克，桂圓肉10克。羊肉用沸水稍煮片刻，撈出後即用冷水浸泡以除膻味，用砂鍋將水煮開，放入羊肉和三味藥一同煮湯。食時調好味即可。飲湯吃肉，如果小兒無咀嚼能力，可煮成濃湯飲用。

3. 麥仁糯米粥

健脾益胃、斂汗寧神。使用小麥仁60克，糯米30克，大棗15枚，白糖少許。將上述三味一起煮成粥，加糖調味食用。每天兩次，分數次食完。

4. 浮小麥羊肚湯

適用於自汗、面色無華、神倦乏力等症。使用浮小麥30克，羊肚50克，鹽、味精適量。將浮小麥裝入袋內，紮緊袋口。羊肚洗淨切塊，加水適量，用小火燉至熟爛，撈出布袋，加入調料即可。食羊肚、喝湯。每日分三次食完。連服七天。

5. 碧桃百合粥

適用於以盜汗為主，手足心及胸腹出汗明顯，心煩少睡，或醒後哭鬧、低熱、咽乾、舌紅少苔。使用百合50克，碧桃乾15克，白糖適量。將上述兩味加水適量，煮至

百合熟透，去碧桃乾，加白糖即成。食百合、喝粥。每日一劑，分兩次進食，連用七天。

三、小兒佝僂病

　　小兒因先天稟賦不足、乳食失調、調養失宜日光不足，導致脾腎虛損、骨軟柔弱或畸形即是所謂小兒佝僂病。中醫稱此類疾病為「五軟」、「五遲」，「五軟」是指「頭項軟、口軟、手軟、足軟、肌軟」。「五遲」是指「立遲、行遲、髮遲、齒遲、語遲」。以現代語證之就是缺少維生素D。常用藥膳：

1. 黃芪豬骨湯

　　適用於脾腎虛弱型的小兒佝僂病。使用黃芪30克，五味子3克，豬肝50克，豬腿骨（連骨髓）500克，鹽、味精適量。先將豬骨髓敲碎，與五味子、黃芪一起加水煮沸，改用文火煮一小時，濾去骨片與藥渣，將肝切片入湯內煮熟，加鹽與少許味精調味即可。吃肝喝湯可一頓服完。宜常服，直至病癒。

2. 豬蹄鹿茸湯

　　使用於小兒發育不良、骨軟行遲、囟門不合等症。使用鹿茸100克，豬蹄兩支，附片30克。鹿茸切薄片，豬蹄洗淨，上列三味一同入鍋，加清水500毫升，微火煮沸，調味食用即可。食蹄喝湯，宜常服。

3. 田螺醋食

適用於鈣代謝失調引起的小兒佝僂病。補鈣。使用田螺、醬油、醋適量。將田螺漂洗乾淨，放於沸水鍋煮熟，和醬油等調料食用。挑取螺肉蘸醋，經常食用。

4. 雞蛋殼粉粥

制酸補鈣。使用雞蛋殼若干，粳米50克。雞蛋殼洗淨烤乾，研成粉末。再將粳米煮粥，將熟時加入雞蛋殼粉調勻，煮成稀粥。一週歲以下每次服0.5克的雞蛋殼粉，一至二歲每次服1克的雞蛋殼粉。每日兩次。

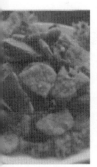
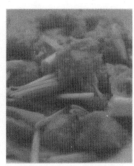
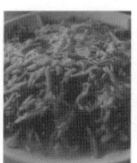
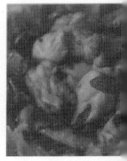

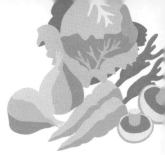

第8章
婦科疾病常用藥膳

第一節　產婦疾病常用藥膳

　　孕婦在妊娠前二十週，發現少量出血或同時感到腰酸、腰痛、下墜。是流產的先兆。中醫稱之為「胎痛」、「胎動不安」。孕婦應該就注意。一旦有此症狀，就會又小產或墜胎之虞。若在第十二到十八週期間胎兒成形時隕墜者，稱為「自然流產」，除稱「小產」或「半產」。另習慣流產、人工流產、妊娠惡阻、妊娠水腫、產後缺乳、產後血崩、產後惡露不盡。這七項也是孕婦經常遇到的。

一、流產先兆

　　屬虛，宜補肝養腎，狀氣血。多食枸杞子、荔、龍眼、芝麻、花生、動物肉類及內臟等。不宜食用生冷及辛辣食物。茄子、木耳、蘿蔔、薑、蔥、蒜、棗、椒少用，飲酒盡量避免，患者宜臥床休息，禁止性行為。治療得當仍可妊娠。若有大量出血、母體嚴重全身性疾病徒發感染，或胚胎發育異常，宜及早中止妊娠。先兆流產常用藥

膳：

1. 鹿茸燉烏雞

適用於腎氣虛弱型先兆流產。使用鹿茸10克，烏雞250克。烏雞洗淨，切成小塊，與鹿茸一齊放入燉盅內，加開水適量，燉盅加蓋，以文火隔開水燉三小時，調味即可。隨量飲用。

2. 安胎鯉魚湯

適用於血熱型先兆流產。使用苧麻根30克，鯉魚250克。苧麻根煎湯，去渣取汁，放入鯉魚（去鱗、鰓及腸臟），煮熟，加油、鹽、胡椒調味。食魚飲湯。

3. 雞蛋阿膠食

適用於氣血虛弱型先兆流產。使用雞蛋1個，阿膠9克。先將雞蛋去殼，攪勻，傾入沸水中，煮成蛋花湯，加阿膠，放入少許食鹽調味即成。也可另加黃芪30克，煎湯取汁，內加清水適量，武火煮沸後，文火煮兩小時，去藥袋後調味即可。隨量飲用。

4. 腰花粥

適用於腎氣虛弱型先兆流產。使用杜仲12克，豬腎250克，大米60克。先將杜仲加適量水煎，去渣留汁，加豬腎及大米一起煮至爛，再加入蔥、蒜、薑、花椒。可常食。若有出血者可與阿膠雞蛋羹交替食用。

5. 砂仁燉

適用於外傷型先兆流產。使用砂仁30克。將砂仁去殼，以文火焙乾後研成細末，服用時用黃酒少許霍米湯送下。每次服6克，每日三次，七天為一個療程。

二、習慣性流產

凡妊娠不到二十週，胎兒不到500克，連續流產三次以上者稱之為連續性流產。到目前為止，中、西醫尚缺乏理想治療方法。中醫認為其主要原因有二，一為脾腎兩虛、氣血虛弱，胎缺應有養分。一為宿有症疾，陰虛血熱，有礙胎元所致。治療時，若補益得當，都能取得良好臨床效果。適當配合療治藥膳：

1. 雞鴿湯

適用於腎虛型習慣性流產。使用母雞一隻，白鴿一隻，鵪鶉一隻，高麗參6至10克。母雞、白鴿、鵪鶉去毛及腸雜，洗淨，把高麗參放入鵪鶉腹腔內，鵪鶉放入鴿腹腔內，鴿放入雞腹腔內，將雞放入碗內，加適量水和食鹽，密封嚴實，煲蒸兩小時。喝湯、吃肉。三日一劑分次食。連服兩至三劑。

2. 黑豆糯米粥

適用於屢孕屢墜或滑胎難以受孕。補腎健脾、益精養

血。使用續斷各30克，糯米60克，杜仲12克。續斷、杜仲洗淨，用紗布包好，與糯米、黑豆一起放入砂鍋內，加水用文火煮成粥。待粥熟後取出藥袋。每日一劑，於清晨空腹服下。連服七天為一個療程。

3. 桂圓蓮子湯

健脾益氣、固腎安胎。適用於脾腎兩虛之習慣性流產。使用去心蓮子、桂圓肉各50克，山藥粉100克。將蓮子、桂圓肉用文火煲湯，加山藥粉煮粥即可。每日早、晚各一次，溫熱服食。

三、人工流產

以人為方式停止妊娠，使之流產便是。人工流產對孕婦之心理及身體影響和損害都很大。因此對孕婦之飲食應特別注意營養充足。提供必要之維生素和無機鹽和鐵質。防止貧血之產生，食品應營養及容易消化兼顧。鮮魚、嫩雞、雞蛋、動物內臟、乳類、蓮子、大棗、新鮮水果、蔬菜均好。少吃油膩生冷食物。補養時間以半個月為宜。必要時得延長之。常用藥膳：

1. 雞蛋棗粥

適用於貧血及病後、產後氣血不足的調養。補中益氣養血。使用兩個雞蛋，紅棗10枚，紅糖適量。鍋內放水煮沸雞蛋，水再沸時下棗及紅糖，用文火煮二十分鐘即可。

每日兩次。

2. 紅棗糖餞

　　適用於流產後貧血或血象偏低等。養血補虛。使用乾紅棗、紅糖各50克，花生米100克。乾紅棗洗淨後用溫水浸泡，花生米略煮，去皮備用。紅棗與花生米皮同入小鋁鍋內，加煮花生米的水，在加水適量，以文火煮三十分鐘，撈生花生米皮，加紅糖，待紅糖溶化收汁飲用。每日兩次。

3. 棗荔粥

　　補血生津。適用於婦女貧血及流產後體虛的調養。使用乾荔枝、乾大棗各7枚，大米50克。上列材料一起加水煎服。每日一劑。

4. 豆漿大米粥

　　適用於流產後的調補。益氣補血。豆漿兩碗，大米50克，白糖適量。將大米淘洗乾淨，以豆將煮米作粥，熟後加糖調服。分數次服食。

四、妊娠反應

　　常見妊娠時女人的反應是噁心、嘔吐、厭食甚至於一食即吐。臨床上分析其固是固脾胃不足、肝胃不和或痰濕停滯三種關係。所謂脾胃不足是指嘔吐食物及清涎，口淡

或胃水清；肝胃不和是指嘔吐酸水或黃色苦水；痰濕停滯是指嘔吐痰涎，口黏膩、吐白泡沫痰。使用適當藥膳療治可以促進母體對食物的吸收，胚胎得到需要的營養。效果良好。常用的藥膳；

1. 生薑烏梅飲

適用於肝胃不和之妊娠嘔吐。和胃止嘔、生津止渴。烏梅肉、生薑各10克，紅糖適量。將烏梅肉、生薑、紅糖加水200克煎湯。每次服100克，每日兩次。

2. 薑汁牛奶飲

益胃、降逆、止嘔。鮮牛奶200克，生薑汁10克，白糖20克。將鮮牛奶、生薑汁、白糖混勻，煮沸後即可。溫熱服，每日兩次。

3. 砂仁鯽魚湯

利濕止嘔。使用鮮鯽魚250克，砂仁5克。砂仁研成細末，鮮鯽魚去鱗、內臟，醬油、鹽、砂仁末攪勻，放入鯽魚腹中，用澱粉封住刀口，放入盤中蓋緊，上籠蒸熟。佐餐服食。

4. 砂仁粥

使用於脾虛氣逆、妊娠嘔吐涎味、空腹脹滿、食慾不振。使用砂仁3至5克，粳米100克。將粳米淘洗煮粥，待粥煮熟後，調入砂仁細末，再煮沸即可。早晚餐溫熱食，

或少量多次服用。

5. 薑汁炒糯米

補中益氣。惟陰虛內熱者忌用。使用糯米250克，生薑汁3匙。砂鍋放在文火上倒入糯米、生薑汁一起炒，炒到糯米爆破，研粉即成。每次一湯匙，每日兩次，開水調服。五至七次有效。

6. 糯米稀粥

適用於懷孕兩個月後發生嘔吐、服藥不見效者。益氣和中。使用糯米30克。將糯米洗淨，加水煮至米爛成稀粥。每日四次，溫熱服食。

五、妊娠水腫

孕婦在妊娠期間發生面目、肢體腫脹，而無蛋白尿和高血壓的現象便是。水腫有「子腫」及「子滿」之別。子腫如只是在七、八月後踝部水腫，無其他不適現象，可以不治療。產後會自然消退。否則要重視體檢。若是腹大異常，羊水過多，胸膈很悶，就是中醫所稱「子滿」，要健檢診查，瞭鮮是否營養障礙或靜脈回流不暢所致，加以治療。

發現水腫現象，要體檢排除妊娠腎炎或高血壓。有的須要治療，以保母子平安。羊水過多，應定期複查，儘早排胎兒先天畸形。一旦發現胎兒畸形，應中止妊娠。水腫

孕婦要重視適當休息，進行少量運動，飲食高蛋白、高能量、易消化食物。嚴重者應實用無鹽食物。水腫逐漸消退後，再改為低鹽飲食。不忘定期檢查到分娩。常用藥膳：

1. 八寶利水粥

　　適用於妊娠水腫兼有蛋白尿的孕婦，也可用於各種疾病引起的水腫。健脾益腎、養胎利水。使用赤小豆、黃豆、山藥各40克，枸杞子10克，大棗20克，大米、小米、薏苡仁各30克。將赤小豆、黃豆泡軟，山藥、薏苡仁、枸杞子、大棗、大米、小米加水適量煮成粥服用，亦可加適量白糖。早晚溫熱服。

2. 鯉魚頭冬瓜粥

　　適用於水腫漲滿、小便不利，包括妊娠水腫、急慢性腎炎、肝硬化腹水、肥胖症、肺熱、咳嗽、痰喘等。利小便、消水腫、清熱毒、止煩渴。使用鯉魚頭一個，新鮮連皮冬瓜100克，粳米適量。先將鯉魚頭洗淨去鰓，冬瓜皮洗淨，切成小塊，然後一同水煮，取汁去渣，與洗淨的粳米煮為稀粥，放入調味料即可。每日一次，五～七日為一個療程，經常食用效果較好。

3. 安胎粥

　　適用於妊娠水腫及其他病因造成水腫的患者夏季服用。使用赤小豆60克，冬瓜（不去皮）500克。上列兩種材料加水適量，一同煮成粥服食。早晚溫熱服。

4. 雙豆粥

　　適用於妊娠水腫，小便不利及慢性腎炎水腫等。健脾胃、利小便。使用黑豆、赤小豆各300克，粳米50克，白糖適量。用砂鍋煮洗淨的黑豆、赤小豆、粳米，待將煮成爛粥時，放入白糖調勻。每日隨意服食。

六、產後缺乳

　　是指產後乳汁甚少或全無。臨床分析有因氣血不足或肝氣不舒或精神緊張所致。氣血不足引起者，乳汁清稀，乳房柔軟，無脹感。肝氣不舒者，乳汁比一般稠，乳房脹或痛，按之較硬。精神緊張者，情緒影響分泌不暢，應予開導勸慰；若因乳汁排出不順造成乳腺炎者，發生發熱、惡寒症狀，即應赴醫院就診。配合運用藥膳頗有效果。產後缺乳，常用藥膳：

1. 鯽魚湯

　　適用於氣血不足型產後缺乳。使用鯽魚一條。把生油50克倒入砂鍋內用旺火熬熱，然後將洗淨的鯽魚放入，煎至六、七分熟，加水700毫升，用文火煮湯，可加黃酒適量、食鹽少許，忌醬油。每日一條，分兩次服，七天為一個療程。

2. 花菜燉豬瘦肉

適用於肝氣不舒型產後缺乳。使用黃花菜（乾品）30克，豬瘦肉250克。豬瘦肉洗淨切成小塊，黃花菜洗乾淨，將黃花菜、瘦肉一起放入鍋內，加適量清水，隔火燉熟，調味即成。每日一份，分三次服食，五天為一個療程。

3. 豬蹄絲瓜豆腐湯

適用產後乳汁不足症。生津止渴、利尿通乳。使用豆腐500克，絲瓜（帶瓤）250克，香菇50克，豬蹄1支，調料適量。煮豬蹄和香菇，待熟後放絲瓜、豆腐一起煮湯，加蔥、薑、鹽調味。一天分三次食完，連服五天。

4. 生芪豬蹄湯

適用於氣血不足型產後缺乳。使用豬蹄2支，花生200克，黃芪100克。將豬蹄去毛、爪，切開洗淨，黃芪用布包至豬蹄熟爛，去黃芪，可加食鹽調味。吃肉喝湯，可常服。

5. 豬蹄湯

適用於氣血虧虛、乳汁不通。通乳汁、利血脈。使用豬蹄2支，當歸、黃芪各30克，漏蘆10克，通草5克，粳米100克，蔥白兩莖。煎豬蹄，另煎當歸、黃芪、漏蘆、通草取汁，然後用豬蹄湯和藥汁同粳米一起煮粥，待粥將熟

時，放入蔥白稍煮即可。每日兩次，溫熱食。

七、產後血虛

是指產後因生產過程失血過多或用力過度，消耗氣血，造成氣虛、氣弱便是。常用於協助療治之藥膳：

1. 粟米羊肉粥

益氣養血溫中。治產後氣血虛弱、精神委靡、面黃肌瘦、食納減少諸症。使用瘦羊肉、小米各100克，生薑6克，蔥白3根，花椒、食鹽各少許。將瘦羊肉洗淨切細，與小米一起煮。待沸騰後再加入生薑、蔥白、花椒、食鹽等同煮為粥。空腹服食。

2. 鮮嘔糯米湯

適用於產後調養及老年體虛之症。使用新鮮蓮藕200克，糯米50～100克，紅糖適量。將藕洗淨，切成小塊，同糯米、紅糖一起放入砂鍋，加水煮成稀粥。每日三餐溫服。

八、產後餘血濁液不盡

分娩後二十天內，子宮遺留餘血及濁物（俗稱「惡露」）未排除乾淨，仍淋漓不絕之症狀便是。若不及治療，延時過久，會影響產婦健康，甚至引發其他病症，因

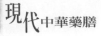

現代中華藥膳

此必須注意及時就醫。中醫臨床診析其主要病理是氣血運行失常。血瘀氣滯、或氣虛不能攝血，甚至陰虛無力照常出血。常用於協助治療之藥膳：

1. 生化湯粥

　　活血散寒、祛瘀止血。適用於產後瘀阻腹痛拒按、惡露不盡、滯澀不暢、色暗有塊，而見面色清白、四肢不溫。使用當歸15克，桃仁、黑薑汁各10克，川芎6克，甘草3克，粳米100克，紅糖適量。先煎煮上述藥物，取汁去渣，再同淘洗乾淨的粳米煮為稀粥，調入紅糖即可。每日兩次，溫熱服食。

2. 參芪膠艾湯

　　補氣攝血。適用於產後惡露過期不止、淋漓不斷、量多色淡紅質稀薄、小腹空墜、神疲懶言。惟陰虛火旺所致惡露不絕者忌用。使用黃齊、黨參各15克，鹿角膠、艾葉各6～10克，升麻3克，當歸、砂糖各10克，粳米100克。將黨參、黃芪、艾葉、升麻、當歸放入砂鍋煎取濃汁，去渣，然後加入粳米、鹿角膠、砂糖煮粥。上、下午溫熱服食。

3. 坤草粳米粥

　　適用於婦女產後惡露淋漓、澀滯不爽、量少、色紫暗有塊、小腹疼痛拒按。祛痰止血。惟氣血虛少引起的惡露不絕忌用。使用鮮坤草60克，粳米100克，紅糖適量。坤

草煎水取汁，加入粳米、紅糖煮粥。每日分兩次，溫服，病癒即停。

第二節　月經相關疾病常用藥膳

月經相關疾病，最常見的是：（一）月經不調、（二）月經過多、（三）閉經、（四）痛經、（五）功能性子宮出血、（六）經前期緊張復合症。

一、月經不調

月經不調有關的疾病。常見的有月經的月期、週期、經量、經色的改變，及隨月經週期出現的症狀。因每個受體內外不同因素的影響，月經表現的形式應有不同。病理原因的臨床診查，發現的月經異常或稱為月經不調；宜注意配合並療治。常用的藥膳如下：

1. 烏骨雞湯

適用於氣血不足所致月經過少症。益氣養血、健脾養心。使用烏骨雞一隻，當歸、黃芪、茯苓各10克。將烏骨雞去內臟後洗淨，把藥用紗布包好置於雞腹內，放入砂鍋內煮熟。月經前每天一劑，連服三天。

2. 季花湯

行氣活血。適用於氣滯血瘀者。惟血熱、血虛者忌

用。使用月季花5朵，黃酒10克，冰糖適量。將月季花洗淨，加水150克，以文火煎至100克，去渣，加冰糖及黃酒適量。每日一次，溫服。

3. 枸杞羊肉燉

補腎養血。適用於腎陽虧虛而致月經少。使用羊腿肉1,000克，枸杞100克，蔥、薑、料酒適量。將羊肉剁成塊，用開水煮透，待鍋中油熱，下羊肉塊和生薑、料酒炒熟，倒入枸杞子、清湯、蔥、鹽燒開，去浮沫，以文火煮兩小時至羊肉熟爛。食肉喝湯，長期食用。

4. 艾葉粥

溫經止血、散寒止痛。惟陰虛血熱者忌服。使用乾艾葉15克，粳米50克，紅糖適量。艾葉煎取濃汁去渣，與粳米、紅糖加水煮成稠粥。每日兩次，早晚溫熱服。月經後三天服用，直到月經來前三天。

5. 益母芹菜湯

補血調經。使用芹菜250克，益母草50克，雞蛋兩個，油、鹽適量。將上述三味加水適量一起煮湯，加油、鹽調味。食蛋飲湯，每日分兩次食完。

二、月經過多

是指月經來時其量明顯增多，經頻控查，基礎體溫應

雙向；出血量超過八十毫升（正常量為20到60毫升），周
期提前或延長，並會延長經期便是。中醫稱之為「經水過
多」或「經血過多」。病因是氣虛體弱；氣隨血 ，不能
攝血固衝。陰虛內熱，熱灼絡脈，瘀血停留，積於衝任、
熱迫衝任、經血妄行。常用藥膳以益氣攝血、清熱固經、
袪瘀止血為主。

1. 參芪木耳湯

補氣聲揚、攝血固衝。使用黑木耳30克，黨參、黃芪
各15個，紅棗20枚，紅糖20克。將黑木耳、紅棗洗淨裝入
砂鍋內，加入黨參、黃芪，再加水適量，大火煮沸後再用
小火煮半小時，去渣取汁，加入紅糖，調服即可。月經前
每日一次，連服十天。

2. 地榆米醋方

適用於月經過多伴經血鮮紅者。涼血止血。使用地榆
炭30克，米醋100克。將上述兩味藥加水100毫升，一同煎
煮，去渣取汁即可。每日早、晚各服一劑。

3. 貫眾米醋方

涼血止血。使用鮮貫眾去毛和根鬚，用清水洗淨，再
用適量的米醋浸十二小時，至米醋吸透為度，陰乾，焙
焦研末。每次服藥末6克，空腹用米湯送服，早、晚各一
次。

4. 艾葉黃花雞

　　適用於月經量多伴色淡紅，症見面色蒼白、小腹墜痛等。補氣養血、和血止痛。使用老母雞一隻，艾葉15克，黃花20克，蔥、薑、鹽適量。老母雞洗淨切塊，與艾葉、黃花一起放入砂鍋內煮，待老母雞燉熟時，加入蔥、薑、食鹽即可。分兩次食用，用經前連服三天。

5. 茅根旱蓮湯

　　滋陰清熱、補虛益氣。使用旱蓮草、白茅根各10克，粳米50克。旱蓮草、白茅根洗淨，放入鍋中，加水1,000毫升，煎汁500毫升，去渣取汁，加入粳米煮粥即可。每日服一劑，連服五天。

6. 山萸糯米粥

　　適用於月經過多伴耳鳴耳聾、頭暈目眩、腰膝酸疼。使用山萸肉15克，糯米50克，紅糖適量。山萸肉洗淨，與糯米、紅糖一同放入砂鍋，加水500毫升，以文火燒至粥稠。早餐食用，空腹時溫熱服用，每日一次，連用十天。

三、閉經

　　女子十八歲以上，尚未來經或滿十八歲以正常來經，若突然停經三個月以上，非正常生理現象（既非青春期間、妊娠期、哺乳期、更年期的停經及絕經）便是。閉

經原因主要有：1.體質虛弱。宜多吃具有營養滋補和補血通絡食物。如牛奶、雞蛋、桂圓、核桃、肉類。2.氣滯血瘀。宜多食行血化瘀食物。如大棗、生薑、紅糖。3.極度消瘦。應改變飲食習慣、消除拒食、加強營養攝取，改善身體機能。常用藥膳：

1. 川芎雞蛋煮

活血行氣。適用於氣血瘀滯型閉經。使用川芎8克，雞蛋2個，紅糖適量。川芎、雞蛋加水一起煮，雞蛋熟後去殼再煮片刻，去渣加紅糖調味。吃蛋飲湯，每日分兩次服用，連服七次。

2. 墨魚薑絲炒

補血通經。適用於血虛型閉經。使用生薑100克，墨魚肉300克，油、鹽適量。薑切細絲，墨魚洗淨切片，入鍋，放油、鹽一起炒。每日兩次，佐膳。

3. 鱉煮豬肉

適用於子宮發育不良、氣血不足之閉經。分多次吃完，須連吃數隻才能見效。使用鱉（甲魚）一隻，豬瘦肉500克，黃酒適量。甲魚去頭、足，洗淨放入砂鍋內，加入豬瘦肉，再加水適量，先用武火煮沸，再用文火煨至爛熟。

4. 桃仁粥

活血通經、祛瘀止血。適用於瘀血停滯所致閉經。使用桃仁20克，粳米50克。桃仁搗爛，加水研汁去渣，同粳米一起煮為稀粥。空腹食用，每日兩次。

5. 鴿肉蔥薑湯

使用於血虛閉經之用。滋補腎氣、祛風解毒、和血悅色。使用鴿肉150克，蔥薑末20克，豬肉末50克，粳米100克，胡椒末1克，料酒10克，麻油、食鹽、味精適量。將鴿肉去淨骨刺切塊，放入碗內，加豬肉、蔥薑末、料酒及鹽，拌勻備用。粳米淘洗乾淨，下鍋加水1,000毫升，燒開後放進鴿肉等，共煮成粥時調入麻油、味精及胡椒粉即可。每日兩次，連用五天。

四、痛經

婦女在經期及其前後三至五天內，出現小腹或腰部疼痛，甚至痛到腰骶。並隨月經週期每次都會痛，甚至嘔吐、手足厥冷，或昏厥便是。有原發性及繼發性兩種。原發性的生殖器官沒明顯病變，是功能性痛經。繼發性的，多因生殖器官有氣質性病變所致。痛經時，宜以清淡易消化食物食用。不宜過飽，並避免進食冷食品刺激子宮及輸卵管的收縮功能。中醫稱痛經為「經行腹痛」、「經期腹痛」或「經痛」。是勞傷氣血，以致體虛、損傷衝任。以

疼痛發作時間、性質、部位及疼痛程度進行辨證治療，痛經平時要多食理氣活血的水果。如胡蘿蔔、橘子、香菜、生薑。身體虛弱者宜吃補血補肝的食物如雞、鴨、魚、牛奶、動物肝、魚類。常用的藥膳如下：

1. 艾附方

適用於氣血瘀型痛經。使用香附、艾葉各15克，陳醋適量。用陳醋炒香附至醋盡，加清水煎煮，去渣取汁，再加醋10克，煮沸即可。每日一劑，早、晚兩次溫服。

2. 薑棗紅糖飲

適用於寒性經痛。溫經散寒。使用大棗15枚，乾薑、紅糖各30克。將前兩味大棗（去核）、乾薑切片，將紅糖煎煮後。食大棗，飲湯。

3. 紅花黑豆飲

活血散瘀、通經止痛。使用黑豆、紅糖各30克，紅花10克。將黑豆與紅花、紅糖一同加水適量煮沸即可。取湯，每次20毫升，每日三次。經前連服五天。

4. 兩參酒

益氣補血、調經止痛。使用丹參60克，黨參30克，白酒500毫升，紅糖適量。將丹參和黨參放入白酒中泡一個月即可。取二參酒20毫升，加紅糖調服，每天早、晚兩次。經前連服五天。

5. 肉桂粥

　　適用於虛寒性痛經伴飲食減少、消化不良、大便稀薄等症。溫中補陽、散寒止痛。使用肉桂3克，粳米100克。肉桂煎取濃汁去渣，粳米加水適量，煮沸後，調入肉桂汁及紅糖，同煮為粥。每日兩次。經前連服五天。

五、功能性子宮出血

　　是指子宮出血非因出血時機出血，且暴下不止或淋漓不盡便是。前者又稱經崩。後者又稱經漏或漏下。中醫綜稱為「崩漏」。臨床上可分為血熱、腎虛、脾虛、血瘀等症。藥膳依其性質，予以涼血、補腎、健脾或祛瘀。出血屬實熱者，應多吃綠葉菜等清淡易消化物。和止血作用之食物。如蓮藕、芹菜、木耳、胡蘿蔔、蕃茄、瓜果。身虛者宜多食滋補陰血作用食物如羊肉、烏雞、紅棗、桂圓、枸杞子。虛熟者宜清補，宜食甲魚、帶魚、淡菜、鴨肉、蛋類、魚類、瘦肉。青春期少女因身體發育需要，應增加充足身體發育需要的食物，補充蛋白質、微量元素、銅、鋅及維生素A、B、C、E。使卵巢及性腺發育健全。常用藥膳如下，依其功效需要選用。

1. 甲魚湯

　　溫經止血。使用甲魚1,000克，羊肉500克，草果5克，薑、食鹽適量。將甲魚頭、爪、甲及內臟去掉，洗淨

切成小塊，羊肉洗淨切成小塊，一同放入鍋內，加入草果及薑，水適量，燒沸，再用文火慢燉到肉爛，加入食鹽和調料調味。吃肉，喝湯。每日一次，每次一碗。

2. 玉米鬚瘦肉燉

玉米鬚有涼血止血的作用，瘦肉能補血，兩者配合，治療血熱型功能性子宮出血療效顯著。使用玉米鬚30克，瘦肉120克，精鹽適量，味精少許。將瘦肉切塊，與玉米鬚一起放入陶罐內，加水500毫升，放入蒸籠加蓋清蒸至肉熟，加精鹽、味精。趁熱服用。

3. 烏賊骨雞肉燉

烏賊骨有收斂止血的作用，當歸和雞肉都是補血佳品，對血虛型功能性子宮出血頗有療效。使用烏賊骨、當歸各30克，雞肉100克，精鹽、味精適量。把雞肉切丁，當歸切片，烏賊骨打碎，裝入陶罐內加清水500毫升，精鹽適量，用蒸籠蒸熟。每日一次。一般三至五次可見效。

4. 生地紅米粥

適用於血熱崩漏。清熱生津、涼血止血。惟此粥不宜長期食用。服用期間，忌吃蔥白、韭菜、薤白及蘿蔔。使用生地黃50克，紅米100克，冰糖適量。取生地黃，洗淨後煎去藥汁，與紅米加水一起煮，煮沸後加入冰糖，煮成稀粥。每日早、晚空腹溫熱服食。

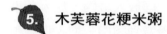

現代中華藥膳

5. 木芙蓉花粳米粥

清熱涼血。使用木芙蓉花30克，粳米100克，冰糖適量。把粳米洗淨放入鍋內煮粥，待粥熟後，加入洗淨的木芙蓉花與冰糖，稍煮即可。早、晚溫服。連用五天。

六、經前期綜合症

是指青少年月經來前，機體神經、內分泌功能失調，加上個人心理因素，抑鬱、愁悶，導致經前緊張綜合症狀便是。青少年應多瞭解月經是生理正常現象，來時不要焦慮，要注意多休息。少吃鹽，以免水腫加重。食物要清淡且應營養。大便要通。少吃肥肉、油膩食物。應以高蛋白食物、豆類、魚類為主。另增加蔬菜、水果食物。多喝水。常用藥膳如下：

1. 枸杞參麥湯

補肝血、滋腎陰。使用洋參、麥冬、枸杞子各10克，雞蛋一個。將以上四味一同煎煮即可。食蛋飲湯，月經前每天一劑，連服五天。

2. 益母芹菜雞蛋湯

疏肝解鬱。適用於肝氣鬱滯型經前期緊張症。使用芹菜250克，益母草30克，佛手片6克，雞蛋一個，鹽、味精適量。將前四味加水煎湯，加調料服食。月經前每天一

162

劑，連服五天。

3. 大棗玉麥粥

滋補肝陰。適用於肝陰不足所致經前期緊張症。使用大棗10枚，玉竹9克，小麥15克，大米60克。將上述四味加水一起煮粥即可。月經前每天一劑，連服五天。

第三節　一般婦女保健療疾常用藥膳

通常以：（一）更年期綜合症、（二）急性乳腺炎、（三）不孕症、（四）女性陰冷、（五）帶下（六）女性青春期食療六項常被提及。

一、更年期綜合症

又稱停經前後諸症。是指部分婦女在四十九歲左右停經後，出現一些與停經相關的症狀，如頭暈、耳鳴、目眩、烘熱出汗、心悸心煩、失眠多夢。參差出現，時間有長達數年者。經常應在一年左右。是一種複雜內分泌腺變化過程。以藥物治療外，善用藥膳療治應能收到良好效果。常用藥膳有：

1. 枸杞棗湯

適用於更年期有頭暈目眩、飲食不香、困倦乏力及面色蒼白者。使用枸杞子、桑葚子、紅棗等。上述材料以水

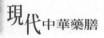

煎服。早晚各一次。

2. 甘麥大棗湯

適用於婦女絕經前後伴有潮熱出汗、煩躁心悸、憂鬱易怒極面色無華者。使用小麥30克，大棗10枚，甘草10克。用水煎服。每日早晚各服一次。

3. 枸杞冬筍肉絲

適用於頭目昏眩、心煩易怒、經血量多、面色晦暗等。使用枸杞、冬筍各30克，瘦豬肉100克，豬油、食鹽、味精、醬油、澱粉適量。砂鍋放入豬油燒熱，投入肉絲和筍絲炒至熟，放入適量食鹽、味精、醬油、澱粉等調料即成。每日一次。

4. 合歡粳米粥

適用於更年期易怒憂鬱、虛煩不安、健忘失眠。安神解鬱、活血悅顏、利水消腫。使用合歡花乾品30克或鮮品50克，粳米50克，紅糖適量。將合歡花、粳米、紅糖一同放入鍋內加水500毫升，用文火煮至粥熟即可。每晚睡前一小時空腹溫熱食用。

5. 百合蓮子粥

適用於婦女絕經前後伴有心悸不寐、怔忡健忘及肢體乏力、皮膚粗糙者。使用蓮子、百合、粳米各30克。上述材料一起煮粥。每日早晚各服一次。

6. 薏苡仁赤豆紅棗粥

適用於更年期有肢體水腫、皮膚鬆弛、關節酸痛者。使用赤小豆、薏苡仁、粳米各各30克，紅棗10枚。每日熬粥食用。每日三次。

二、急性乳腺炎

是乳腺急性化膿性感染疾病。多發生於產後三至四週的婦女。以初產婦多見。主要因乳汁瘀積和感染病原菌（金黃色葡萄菌為多）。臨床表現可分三個階段，初期為乳汁鬱積期。開始有寒有熱，乳房腫脹疼痛。觸感包塊，皮膚有些微紅。中期為蜂窩組織炎期。會高熱劇寒、乳房劇痛。局部紅腫，青筋（靜脈）顯露，腋下生痳巴結會觸痛。末期是膿腫形成期。炎症形成局部膿腫，乳房紅腫熱痛加劇，觸動有液體在內波動，會破膿向外排。即中醫所稱「乳癰」。發生於妊娠者稱「內吹」，發生於產後者稱「外吹」或「奶瘡」。常用配合療治之藥膳：

1. 黃花通草燉豬腳

清熱消腫、通經下乳。適用於乳腺炎初期。使用黃花菜（金針菜）鮮根60克或黃花菜乾品25克，通草10克，豬蹄一支。通草用紗布包好，一起放入砂鍋內加水燉煮，不加佐料。飲湯吃肉，每天一次，連服數天。

2. 豬蹄湯

補血通乳去瘡。適用於乳腺炎初期。使用炒麥芽60克。以水煎服。每天一劑，連服三至四天。

3. 芪枸杞燉乳鴿

適用於乳腺炎潰膿期。使用北黃芪、枸杞子各30克，乳鴿一隻。鴿去皮及內臟，與藥同放碗內，加水適量，隔水燉熱，調味後飲湯食肉。三天頓食一次，連服五次。

4. 雙花粥

清熱解毒。適用於急性乳腺炎初起，治乳房腫脹微紅，或伴發熱、微惡風寒。使用銀花、粳米各30克。銀花加水煎取濃之約150毫升，放入粳米300毫升，再加水煮為稀粥。每日早、晚溫熱分食。

5. 蒲公英粥

清熱解毒。適用於乳腺炎潰膿期。使用蒲公英60克，粳米100克。蒲公英洗淨切碎，煎取藥汁去渣，加入粳米一起煮粥食。每天分三次吃完，五天為一個療程。

三、不孕症

是指婚後兩年以上，男方生殖功能正常；女方在無避孕情況下未再能懷孕者，視為不孕症。不孕原因，經臨床

經驗有五種：（一）胞宮虛寒、（二）脾腎虛損、（三）肝腎不足、（四）肝鬱、（五）痰濕。也可能多種情況同時發生。食物療性對不孕症頗有助益。應食用含有蛋白質、膽固醇和維生素A、E、B6及微量元素鋅食物最好。藥物已能活血化瘀，改善盆腔微循環，對子宮、輸卵管及卵巢之功能有良好影響食物為佳。應中西醫分別辨證結合療治最好。常用藥膳：

1. 柚子燉雞

適用於不孕症屬痰濕型。使用柚子一個，雄雞一隻，薑、蔥、鹽、味精、紹興酒適量。柚子去皮留肉，雞殺後去毛，除內臟、洗淨。將柚子肉放進雞腹內，再放入鍋中，加蔥、薑、紹興酒、鹽、水適量，將放雞肉的鍋子置於盛有水的大鍋子，隔水燉熟即可。做菜常吃。

2. 米酒炒海蝦

適用於腎陽不足、形寒肢冷、性欲冷漠者。使用鮮海蝦400克，米酒250克，菜油、蔥花、薑末適量。把海蝦洗淨去殼。放入米酒，浸泡十分鐘。將菜油放入熱鍋內燒沸，再入蔥花爆鍋，加入蝦、鹽、薑連續翻炒至熟即成。每日一次，每次50至100克。

3. 巴戟羊肉粥

適用於腎陽虛弱所致的女子。補腎助陽、健脾養胃、潤腸通便。不孕、男子陽萎、遺精、早洩、腰膝冷痛、小

便頻數、夜間多尿、遺尿，以及老年陽虛便秘。大便溏薄，性功能亢進者慎用。使用巴戟天、肉蓯蓉各10至15克、精羊肉36克，粳米100克，蔥白、生薑、鹽適量。巴戟天、肉蓯蓉、精羊肉洗淨後分別細切。先用砂鍋煎巴戟天、肉蓯蓉，取汁去渣，放入羊肉、粳米一起煮，帶煮沸後，再加入精鹽、生薑、蔥白煮為稀粥。每日一至兩次，溫服，五至七日為一個療程。

4. 開鬱小米粥

舒肝解鬱、養血理脾。用於肝鬱氣滯所引起的多年不孕，月經不調，經前乳房脹痛，煩躁易怒，精神抑鬱等症。使用當歸、白朮、白芍、茯苓、丹皮、花粉各10克，香附6克，小米100克，白糖適量。煎煮上述藥物，取汁去渣，然後與小米一起煮粥。待小米煮成粥後調入白糖，再煮沸兩至三次，調勻即可。每日一至兩次，溫熱服。

5. 肉桂粥

溫中補陽。適用於宮冷不孕、寒虛經痛等症。使用肉桂粉1至2克，粳米100克，砂糖適量。粳米洗淨，加砂糖煮粥。將熟時放入肉桂粉，文火再煮，粥稠停火。每晚睡前空腹溫服。

6. 艾葉粥

溫暖子宮。適用於宮冷不孕等症。使用乾艾葉15克（鮮品30克），粳米100克，紅糖適量。將艾葉煎汁去

渣,將粳米、紅糖放入藥汁中煮粥。早晚溫熱服食,但月經期間不宜服。

四、女性陰冷

是指女性受多方因素影響,引起性欲異常,對性生活缺乏快感、淡漠,甚至厭惡便是。影響因素包括有心理因素及精神因素。情緒抑鬱、恐懼、性生活不協調是主因。身體上卵巢功能不足、腎上腺皮質及腦垂體等內分泌功能失調,必要時都須查驗瞭解並調和。排除中醫上所說寒氣凝結、腎陽虛衰、下元虛冷。適當的藥膳配合,對性冷淡,提高性欲是有效果的。

1. 枸杞子湯

適用於女性陰冷。使用枸杞子30克,子公雞1隻,50度以上的白酒50至100毫升。將子公雞除去毛及內臟後洗淨。用50度以上的白酒50至100毫升,加鹽一起燉。食肉飲湯,佐餐食用。

2. 蒸仔米酒雞

使用仔雞1隻,糯米酒500毫升。將雞去內臟,切塊,加油和少量鹽放入鍋內熘炒一會,盛大碗加糯米酒500毫升,隔水蒸熟。佐餐食之。

3. 枸杞燉乳鴿

適用於女性陰冷。枸杞子30克。鴿子1隻。將鴿子宰殺，去毛及內臟，連同枸杞子放入燉盅內加水適量，隔水燉熟吃。吃肉飲湯，佐餐食用。

4. 附片豬腰燉

適用於女性陰冷。使用附片6克，豬腰兩只，鹽、味精適量。將附片、豬腰洗淨切開去筋膜，切碎一起燉，用精鹽、味精調味。飲湯，食豬腰。每天一次，連用十天為一個療程。

5. 鮮蝦燉豆腐

使用於女性陰冷。使用鮮蝦15克，豆腐3塊。將上列材料加蔥白、薑、鹽，燉熟。隨餐食用。

五、帶下

是指婦女陰道內有少量白色液體流出，無臭味或其他症狀，屬正常生理現象。若液體增多、混雜膿血、或有特殊氣味、會陰癢腹痛、腰痛及其他症狀即屬病態。中醫稱之為「帶下」。其主因在於脾腎虛弱和濕熱下注。若屬虛熱帶下會面色蒼白、手腳發冷、小腹冷痛、腰膝酸軟。治療方法是補益脾腎。若是濕熱下注，臨床會顯現黃綠或粉紅色黏液。外陰瘙癢、小腹脹痛、腰痛、小變黃熱。應臨

床化驗。配合食療，效果會更好。常用藥膳：

1. 仙茅蓮子燉烏雞

　　適用於腎虛性白帶異常。使用蓮子肉50克，烏雞肉100克，仙茅10克。將蓮子肉、仙茅洗淨，烏雞肉洗淨切成小塊，把全部用料一齊放入燉盤內，加開水適量，燉盤加蓋，以文火隔開水燉三小時。隨餐飲用。

2. 綠豆芽白菜飲

　　適用於濕毒性白帶異常。使用白菜根莖1個，綠豆芽30克。將白菜根莖洗淨切片，綠豆芽洗淨，一同放入鍋內，加水適量。將鍋子置於武火上燒沸，後用文火熬十五分鐘，去渣，待涼裝入罐中即成。當茶飲用。

3. 薏苡仁豬肚湯

　　適用於脾虛性白帶異常。使用白果10個，生薏苡仁30克，豬小肚子3個。將白果去殼洗淨，生薏苡仁洗淨用鐵鍋炒至微黃，豬小肚剪開用清水反覆沖洗至無尿味為止。全部用料一齊放入，加清水適量，武火煮沸後，以文火煮三小時，調味即可。隨餐食用。

4. 核桃芡實粥

　　適用於腎虛性白帶異常。使用芡實粉30克，核桃肉15克，紅棗7枚。將核桃肉打碎，紅棗去核，將芡實粉用涼開水打成糊狀，放入滾開水中攪拌，再入核桃肉、紅棗

肉,煮熟成粥,加糖食用。此品可作主食常吃。

5. 紅棗糯米粥

　　適用於脾虛性白帶異常。使用山藥、薏苡仁各200克,荸薺粉50克,紅棗10枚,糯米1,000克,白糖500克。將薏苡仁洗淨加適量清水,置武火上煮至薏苡仁七分熟,再放入糯米、紅棗,煮至米爛。將山藥打成粉,待米爛時邊攪邊撒入鍋內,隔兩分鐘後,再將荸薺粉撒入鍋內,攪勻後停火,將粥連藥一道裝入碗內,加入白糖即成。此品可作主食常吃。

六、女性青春期藥膳

　　是指青春期女性月經週期長短不一及月經血量異常的療治。除要飲食起居規律外,避免延誤用餐、饑飽不均,食物上要增加蛋白質、脂肪、維生素、糖、鐵、無機鹽等養分的攝取。多食蔬菜、含碘豐富水產如海帶、紫菜。少吃肥肉、甜點、全脂牛奶。常用藥膳:

1. 四味薯蕷膏

　　補腎調經。使用淮山藥、胡桃肉各250克,枸杞120克,鹿膠50克,冰糖70克。鹿膠用蛤粉炒脆研末,其餘四味用文火蒸熟至極爛,加入鹿膠粉攪拌均勻成膏,備食。每日三次,每次30克。

2. 參芪補膏

補脾益甚、養血調經。使用黃芪100克，人參60克，當歸50克，大棗20枚，紅糖100克。前三味藥加水煮兩次，取汁濃縮至400毫升，用文火將大棗煮爛，取汁及棗泥，放入先前的藥汁中一起煮，加入紅糖成膏。開水沖服，每次20毫升，每日三次。

3. 烏骨雞粥

健脾養心、益氣養血。烏骨雞一隻，粳米100克。將雞洗淨，去臟雜，放入砂鍋內煮至半熟後加粳米煮爛，去藥渣，加調料即可。食肉吃粥。月經前每天一劑，分三次食完。連服兩天。

4. 砂仁荷葉餅

來後又連續停數月，形體肥胖或形胖體乏者。使用發酵麵粉3,000克，白糖1,000克，熟豬油1,000克，蘇打20克，砂仁20克。砂仁去灰、殼，洗淨烘乾研末，與白糖、蘇打粉一同放入發酵麵粉中反覆揉勻，搓成長圓條，切成80個麵劑，刷熟豬油做成荷葉形，入籠旺火開水鍋內蒸十分鐘即成。每次可服兩塊荷葉餅，每日兩次。

5. 歸附酒

適用於女性青春期肝氣鬱結所致月經週期提前，或延後七天以上者。疏肝調經。當歸20克，香附30克，黃酒

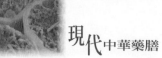

現代中華藥膳

250克。將前兩味洗淨，浸泡酒中三天。每次15克，日服兩次。

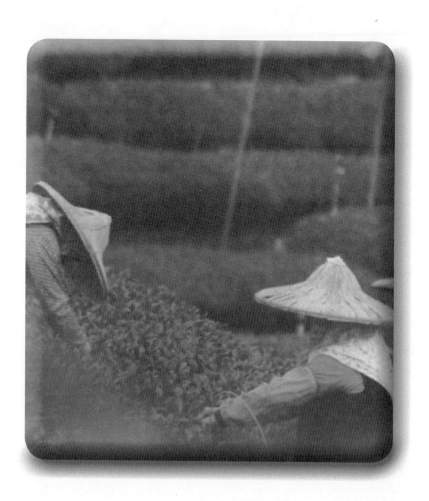

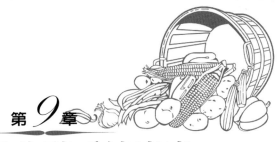

第 *9* 章

泌尿科及生殖系統疾病常用藥膳

第一節　男性不育症及血精疾病常用藥膳

一、男性不育症

　　男性不育症是指婚後有兩年以上的不避孕性生活而未能使妻子受孕便是。惟世界衛生組織（World Health Organization）對男性不育症的定義則縮短觀察期間，認為至少有一到兩個月的不避孕生活史，而仍未受孕，就認為患有不育症。

　　經臨床辨證，男性患不孕症主要原因為（一）星功能障礙。包括早泄、遺精、陽萎、不射精。（二）精液品質異常。患有少精症、死精症、無精症、弱精症、多精症、經量過少及精液不液化症狀。（三）精勃靜脈曲張。（四）免疫學因素。男子血清或精漿中有抗精子抗體，導致免疫性不育。（五）生殖道感染。先天性異常、全身性

疾病及不明原因引起之不孕。中醫理論上，精是人體生長、發育、性能力及生殖的物質基礎。先天之精須要後天之精的滋養；後天之精需有先天之精氣的蒸化。飲食營養是後天之精的物質基礎，所以通過食物療治法，可以達到補腎益精的作用。古書中指出及臨床使用的食物有山藥、鱔魚、海參、銀杏、花生核桃、花生及可提高性慾，增加生育能力的大棗、蜂蜜、蓮子、食用菌類、羊肉及其他壯陽食補，與現代西醫營養學上強調提供大量蛋白質及維生素以促進精子的生產；利用維生素A、維生素B和維生素E及微量鋅、錳、硒以增加生殖功能，同有異曲同工之實。善用藥膳療治不育症是有其效果的。其常用的藥膳：

1. 益精湯

適用於精液異常、腎精虧虛患者食用。使用熟地、山藥、桑葚子、菟絲子各15克，棗皮10克，川牛膝、澤瀉各12克的材料，一同放入砂鍋，加水適量煎湯。飲湯，每日兩次，早晚分服。

2. 枸杞羊腰濃精湯

適用於壯陽補腎。採用羊腰一對，熟地、枸杞子各10克，巴戟天8克。洗淨羊腰切丁後，與肉蓯蓉、枸杞子、巴戟天一起入鍋，加水適量，燉至腰子熟爛即可。吃肉飲湯，每日一次。

3. 滋陰甲魚薑粥

滋陰降火。適用於精液稀化不育症。使用甲魚1隻，銀耳20克，大米、鹽、薑適量。將甲魚切塊與大米、銀耳、薑一起煮，熟後加鹽調味。每日一劑，連用一週。

二、血精病症

是指在進行射精和遺精時爬出紅色的精液便是。正常精液是乳白色、灰白色或淡黃色。出現粉紅色、綜合色或帶有血絲，在顯微鏡下就看得出是精液中混有紅血球。精液的組成除了來自精囊腺的精子外，其液體來自前列腺，而精囊腺、前列腺和後尿道三者是互相交通，炎症很容易就從其中一方蔓延到其他兩腺。而精囊腺壁最薄、最容易出血，所以血精最容易先看到，其次就是前列腺炎或後尿炎。而因組織上的互通並鄰近，其他器官炎症也很容易流入精囊腺引起發炎、腫脹、充血或出血。

血精經檢查發現屬一急性急遽充血和機械性碰撞出現，則暫停房事休息一兩週即可。若血精持續存在並不斷加遽，則不排出腫瘤的可能性，可能流自其他部位，屬全身血液系統出血性疾患如血小板減少症或白血病，宜加注意。血精治療，除針對病因治療外，善用藥膳療法可取得較好效果。多吃滋陰、清熱、止血食物如鴨肉、山藥、冬瓜、荸薺、大棗、薏仁、蓮子、鮮藕、鮮魚，對治療血精很有幫助。常用的藥膳：

1. 清濕鯉魚湯

適用於濕熱所致的血精。使用鯉魚一條，胡椒、小茴香、蔥、薑適量。將鯉魚去麟及內臟，洗淨加水煮湯，熟後加入調料。長期使用之。

2. 黑豆炒豬腎

適用於腎虛不固所致的血精。使能補腎益精。採用豬腎一對，黑豆750克。將豬腎和黑豆加水一起煮，煮至黑豆熟而不爛為度。將黑豆取出曬乾，以武火微炒。食豬腎、黑豆，每天50克，半個月為一個療程。

3. 羊肉山藥粥

適用於腎陽虛所致的血精。能益腎壯陽。使用羊肉、山藥各500克，大米250克。羊肉煮熟爛作羹，山藥研泥，於肉湯內下大米，共煮成粥。可作正餐食用。

第二節　不射精症、陽痿及早洩疾病常用藥膳

一、不射精症

是指在進行性行為過程中，達到興奮狀態本應可完成射精但卻中斷，惟因患者功能性因素或勞倦內傷、飲食不

節、瘀血內阻、性志抑鬱等因素而不射精便是。常用於輔助療治的藥膳：

1. 增精湯

適用於腰膝酸軟、陽萎及不射精，補腎壯陽、填精養血。使用核桃肉、枸杞子、蠶蛹各30克，懷牛膝20克。將核桃肉與蠶蛹微炒，與枸杞子隔水蒸熟，將懷牛膝煎湯，用牛膝湯送服。每日一劑，連服兩週。

2. 燉豬蹄

適用於陰虛火旺之不射精症。使用豬蹄五支，蔥50克。將豬蹄洗淨，用刀劃口，置於鍋內，加入蔥、鹽、水適量，先用旺火煮沸，再用文火燉爛。分頓吃蹄喝湯。

3. 桃仁粳米粥

適用於瘀血阻絡所致的不射精症。使用桃仁20克，粳米100克。桃仁搗爛，去皮，研汁去渣，與粳米一起煮成稀粥。每日服兩次。

4. 赤豆小米粥

適用於濕熱內蘊、遏阻精關、陽強不倒所致精液不出。除濕熱、治小便。使用赤小豆30克，小米50克，白糖適量。先煮赤小豆至熟，再加入小米做粥，加白糖適量。做早點或宵夜食用。

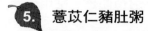 **薏苡仁豬肚粥**

適用於濕熱蘊結所致的血精。清熱利濕。使用豬小肚（及豬膀胱）2只，薏苡仁100克，蔥、薑、糖適量。將豬小肚漂洗乾淨，切成條狀，鍋中加油微炒，放入薏苡仁及蔥、薑、糖適量，加水以文火燒煮成粥。為一日量，空腹服，一至兩次服完。十五天為一個療程。

二、陽痿症

是男性性功能障礙疾病。指在性交得陰莖不能有效地勃起，達到性交的功效與滿足。不能勃起有三種原因。（一）在任何情況下陰莖都不能勃起。（二）興奮時不能勃起，睡眠、晨間、刺激時又自發勃起。（三）興奮開始勃起，始入陰道不能完成正當性交。或在射精前就鬆軟下來。簡言之，陽痿含有三種類型即陰莖不能勃起、勃起無力、勃起不能持久三型。從臨床辨證分析可知陽痿造成原因有二，一為功能性精神、心理因素，一為器質性神經、血管、內分泌病變造成。精神因素裡佔百分之五十到七十，器質性因素佔百分之三十到百分之五十。其中若因環境因素（如過度疲勞、飲酒過量），事過境遷後陰莖能照常勃起者，應屬正常範圍。陽痿的治療，當以其病機辨證後施行。針對腎功能失調情形，有情志內傷、濕熱、痰濕、寒邪、虛損、火衰，進行治療。常用藥膳：

1. 黨參枸杞燉羊肉

用以滋腎陽、健脾、益心。適用於腎虛勞損、陽氣衰敗及病後體虛所致陽痿。使用鮮羊肉250克，黨參35克，枸杞30克，桂圓肉20克，紅棗10枚。將鮮羊肉洗淨切片，入枸杞、黨參、桂圓、紅棗，加水及適量薑、酒、鹽等，燉熟。睡前食用肉、湯。連服十天。

2. 山藥粥

適用於陽具不舉、神疲乏力。使用生山藥150克，麵粉150克，蔥、薑紅糖適量。將山藥洗淨，除皮杵爛，同麵粉調入冷水，置鍋內熬成粥，將熟時把洗淨的蔥、薑和紅糖放入，燒煮片刻即可。作主食，每日一劑。

3. 肉蓯蓉羊肉粥

補腎壯陽、潤腸通便。適用於陽痿、遺精、早洩、性功能減退。惟大便泄瀉、相火偏旺者忌服。使用肉蓯蓉20克，羊肉100克，粳米50克。肉蓯蓉加水100克，煮爛去渣，羊肉切片入砂鍋內加水200克，煎數沸，肉爛後，再加水300克，將粳米煮至米開湯稠時加入肉蓯蓉汁及羊肉，再同煮片刻，蓋緊悶五分鐘即可。每日早晚溫熱服。

三、早洩

是指已做好性交準備或陰莖進入陰道數秒，但未達到

性高潮就過早射精的病症便是。是男性性功能障礙的一種。若不及時治療，會導致陽痿。

　　早洩的原因，依據中醫解釋主要原因是因為腎、心、脾虛，和膽濕熱所造成。腎的藏精和生精的功能相當於生殖系統和內分泌系統兩種功能。控制人體性功能中儲藏和釋放的功能。若先天不足，或後天過度使用，使腎不能發生收放功能，或勞倦傷神、氣血產生和運行不足，均會造成早洩。適當藥膳能幫助早洩病症的改善。常用的藥膳：

1. 椰子糯米雞肉飯

　　補脾益心攝精。使用椰子肉、糯米、雞肉適量。將椰子肉切成小塊，加糯米、雞肉適量，置於有蓋的瓦盅內，隔水蒸至熟。當飯食用，每日一次。

2. 核仁羊肉湯

　　溫補腎氣、固精止泄。使用核桃仁、羊肉150克，肉蓯蓉10克，菟絲子15克，淮山藥120克，生薑3克，蔥白10根，鹽及調味料適量。將羊肉洗淨切片，上述諸藥用布包好，加水適量，一併放入砂鍋燉煮至熟爛，加鹽及調料調為即可。每日一劑，早晚服食。十日為一個療程。

3. 枸杞子南棗合蛋煮

　　補心脾、攝精氣。使用枸杞子30克，南棗6枚，雞蛋兩個。將雞蛋煮熟去殼，然後與枸杞子、南棗一起煮。每日或隔日一次，一般三次可初見效果。

第三節　慢性前列腺炎疾病常用藥膳

是成年人，尤其是20至40歲的青壯年男性最容易感染的前列腺病變。由多種細菌導致排尿不適，有灼熱感，或頻尿、尿急、尿痛。排尿或大排最終時，尿道可能滴出白色分泌物。腰骶部感到酸痛，小腹及會陰區會墜脹不適便是。

中醫稱此並為「淋證」，多因體質虛弱，腎氣不足，嗜食醇酒高粱，氣血凝滯、濕熱內蘊，加上房事不節，腎陰損，致使感染發炎。常用以輔助療治此疾的藥膳如下：

1. 葵菜羹

消炎解毒、清熱利濕。使用葵菜葉、澱粉、食鹽、味精適量。葵菜葉洗淨，煮沸加入澱粉少量作羹，另以食鹽、味精調味即成。空腹服用，每日兩次。

2. 蘿蔔蜂蜜餅

適用於有小腹疼痛或腰酸乏力、血精等前列腺炎症狀者。使用蘿蔔1,500克，蜂蜜適量，鹽適量。蘿蔔洗淨，去皮切片，用蜂蜜浸泡十五分鐘，至於瓦上焙乾，再浸再焙，連焙三次，不要焙焦。每日五次，每次嚼服數片，長期食用。

3. 爵草紅棗湯

利水解毒。使用鮮爵床草100克，紅棗20枚。爵床草

洗淨切碎，同紅棗一起加水1,000克，煎至300克左右。飲藥汁吃棗，每日兩次分服。

4. 茯苓粳米粥

適用於脾虛濕盛型慢性前列腺炎。健脾利濕。使用茯苓25克，粳米50克。將伏苓研末，粳米煮粥，半熟時加入茯苓末，和勻後煮至米熟。空腹時用。

5. 萹蓄粳米粥

清熱利水通淋。使用萹蓄菜50克，粳米100克。將萹蓄菜加水500毫升，煎至200毫升，去渣留汁入粳米，再加水500毫升，煮成稠粥。每日一劑，早、晚溫熱服食。連服十天。

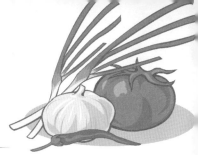

第 *10* 章

外科與傷科疾病常用藥膳

頭腦頸部外科傷科疾病常用藥膳

　　長在頭、腦、頸部最常見的病症是瘡、癤、癰、丹毒及頸椎病。

一、瘡、癤

　　是皮膚毛囊或皮脂腺的急性化膿感染。多見於頭、面、頸、腰、背、腋下、臀部皮膚嬌嫩處。夏天酷熱，小兒最容易感染。宜多食富有鋅的麥麩、酵母、大豆、苦瓜、綠豆、絲瓜、冬瓜、葵花子，較輕淡、寒涼的食物。避免食物油膩煎炸肉類罐頭。常用藥膳：

1. 陳皮綠豆湯

　　消熱解毒、排膿消腫。使用綠豆50克，金銀花15克，陳皮6克，甘草5克。將上述四味一同入鍋，加水適量，用文火煎煮，去渣取汁。每日一次，連服三次。

2. 鴿蛋湯

消熱解毒、排膿消腫。使用鴿蛋四個，枸杞子、龍眼肉、制黃精各10克，冰糖50克。先將枸杞子、龍眼肉、制黃精洗淨切碎，冰糖研碎放在碗內，過中加水700毫升，將切碎的三味藥加入，一起煮沸十五分鐘後，再把鴿蛋打破下鍋，將冰糖放入煮至蛋熟。食鴿蛋、飲湯。每日服三次，連服七日。

3. 蒲公英粥

適用於癰瘡熱毒重者。使用鮮蒲公英、粳米各100克。蒲公英全草，切碎，煎取濃汁去渣，將藥汁與粳米一起煮成粥。分餐，隨量食用。

4. 鴨肉粥

補中益氣、解毒消腫。使用野鴨肉200克，糯米150克，豬五花肉50克，料酒、大白菜各10克，食鹽、蔥、薑、味精、麻油適量。將大白菜洗淨切成絲，野鴨肉、豬五花肉切成丁，放入碗內，加蔥、薑、料酒適量，上籠蒸至料熟後，去鴨骨、蔥和薑，最後將糯米洗淨入鍋，加肉湯上火燒開，再加大白菜和蒸好的鴨肉及豬五花肉，用文火煮片刻，放入麻油，味精調味即可。佐餐，分頓服食。

二、癰

是一種硬塊形。金黃色葡萄球菌急性化膿性感染。從一個毛囊底部延伸到皮下組織，再沿深筋膜向四周擴散。後傳入相鄰毛囊群而形成多個膿頭。

膿頭增多或塊後，會局部發紅灼熱，高腫疼痛，會發冷發熱、頭痛。食欲不振。瘡面逐漸壞死、腐爛，形如蜂窩。血白細胞增高，最後膿液漸泗，腐肉脫落，瘡口漸愈。病程約一個月。人體虛弱或糖尿病者，症狀若嚴重，處理不及時會引起敗血症。中醫認為此症是感受風邪、濕熱，氣血凝滯所致。用藥治療外，運用補益食療，可發揮良好效果，常用藥膳：

1. 透膿三味飲

消腫透膿。使用馬齒莧、大青葉、金銀花各50克。將以上三味藥洗淨，經清水適量，一同煎煮取汁。每日一次，連服五次。

2. 三豆方

消腫透膿。使用綠豆、赤小豆、黑大豆各15克。將上述三豆去雜質洗淨同放砂鍋內，加水適量煎煮爛熟即可。吃豆、喝湯。每日一次，連服數日。

3. 解毒消癰粥

清熱解毒、行瘀活血。使用蒲公英60克或鮮品90克，

金銀花、大米100克。先將蒲公英洗淨切碎，與金銀花一同煎煮，取汁去渣，將洗淨的大米倒入藥汁內，用文火一起煮成粥。每日一劑，分兩次食完，連服五日。

三、丹毒

　　由鏈球菌侵入皮膚或黏膜的淋巴管引起的急性進行性皮膚炎症。蔓延快，不化膿。會反覆發作。常發生於小腿，其次為臉部及頭部。下肢丹毒常繼發足癬。發病初期會畏寒、頭痛、全身不適。隨後是高燒，可達四十度。局部出現紅色斑塊，鮮紅、有燒灼感。皮膚有輕度水腫。或水皰，有時候，周圍輕近的淋巴結會腫大。中醫認為丹毒的發生是由於血分有熱，外感侵入皮膚黏膜受損，感染成疾。常用以協助鮮丹毒要善如下：

1. 生薑蜂蜜

　　祛風燥濕，主治風熱、溼熱之邪發的丹毒。使用生薑9克，蜂蜜少量。生薑焙乾，研為細末，用蜂蜜拌勻。塗擦患處。

2. 黃瓜土豆茯苓粥

　　清熱解毒、除濕化瘀。適用於熱瘡毒、爛瘡、丹毒。使用烏梢蛇250克，黃瓜500克，土茯苓100克，赤小豆60克，生薑30克，紅棗10枚。將烏梢蛇剝皮，去內臟，放次碗內，上籠蒸爛，取肉去骨備用；赤小豆洗淨，紅棗洗淨

去核，切碎備用；鮮黃瓜切成碎片。先將土茯苓與生薑入鍋，煮一小時，去渣取汁。放赤小豆、紅棗入湯內煮粥，等粥熟後，入烏梢蛇肉與黃瓜片，煮片刻即可。每日早、晚溫熱服食。三至五天為一個療程。在服食期間要忌茶。

3. 油菜粥

補益中氣、通利腸胃、清解熱毒。使用鮮油菜葉、粳米各100克，蝦米、豬油各25克，味精、食鹽適量。將油菜菜葉洗淨切碎，蝦米洗淨切碎。粳米洗淨入鍋，加水適量煮粥，待粥將熟時，放入油菜、蝦米、豬油、鹽、味精，再煮沸即成。每日兩次，可作早、晚餐溫服。

四、頸椎痛

是指頸椎退行性病變引起頸椎管或椎間孔變形、狹窄、刺激、壓迫頸部脊椎、神經根、變感神經，造成其結構或功能性損害便是。頸椎病多發生於四十歲以上患者。其病理變化約有五型即脊椎型、神經根型、椎動脈型、交感神經型、混合型。以神經根型病症最多常見。常用的藥膳：

1. 天麻燉鱅魚頭

適用於椎動脈型脊椎病。症見頭昏目眩，甚或步態不穩、複視、面部麻木。使用天麻10克，鮮鱅魚頭一個，生薑三片。天麻、鱅魚頭、生薑放入燉盅內，加清水適量，

隔水燉熟服。隔天一次,可長服有效。

2. 千金葛根煲豬脊骨

適用於神經根型頸椎病。症見上肢麻木,頸部、肩部、手臂部放射性疼痛等。飲湯食肉,可常服。使用千金拔、葛根各30克,豬脊骨500克。將千金拔洗淨,葛根去皮切片,豬脊骨切段,一起放入鍋內,加清水六碗,煲成一至兩碗。

3. 菊楂決明飲

適用於椎動脈型頸病陰虛陽亢、頭暈眼花、頸項不適、上肢麻木等症。清肝疏風、活血化瘀。使用菊花10克,生山楂、決明子各15克。決明子打碎,與菊花、山楂加水一起煎,去渣取汁入冰糖。當茶調飲。

4. 桑川粥

適用於頸椎病風寒濕痺症。祛風除濕、通絡止痛。使用老桑枝100克,生川烏20克,川芎15克,粳米100克。將前三味一起煮,去渣取汁,放入粳米煮粥。每日一劑,分兩次服。

5. 川烏苡仁粥

適用於頸椎病風寒濕型。祛風散寒、除濕宣痺止痛。使用生川烏末12克,薏苡仁30克,蜜10克。薏苡仁與川烏一同加水煮粥,先用武火煮沸,再改用文火慢煨成稀薄

粥，加入薑汁5毫升，蜜10克，攪勻。每日一劑，空腹溫熱服下。

第二節　胸腔腹部外傷科疾病常用藥膳

胸腔腹部外傷科症狀以：（一）慢性膽囊炎和膽石症、（二）骨質疏鬆症、（三）肩關節周圍炎、（四）腰肌勞損、（五）痔瘡、（六）脫肛最為常見。

一、慢性膽囊炎和膽石症

此二個疾病合稱為膽道疾病。病因尚未能完全明瞭。一般認為係細菌感染，膽汁淤積、胰液反流及膽固醇代謝失調為主要原因。中醫綜稱為「脅痛」，兩病可相互合併，互為因果。女性多於男性。解剖驗屍中發現膽石症發病率為百分之五至二十五。東方國家由於飲食結構不同於西方，其發病率較低於西方。惟近年來，飲食習慣的改變，膽道疾病已有上升趨勢。配合治療常用的藥膳：

1. 金錢草粉合豬肝餐

清熱利濕、疏肝利膽。使用大金錢草60克，豬肝250克，蔥、薑、食鹽、味精適量。金錢草洗淨，研成細末，豬肝洗淨，入沸水中汆透，用涼水沖洗乾淨，瀝去水分，切成片，放在碗內，撒上藥末，拌勻，加蔥、薑、清湯，入籠蒸三十分鐘左右取出，加食鹽、味精調味即可。用以

佐餐。

2. 四物利膽飲

　　適用於肝膽濕熱型慢性膽囊炎。清熱利濕、消炎利膽。使用玉米鬚、蒲公英、金錢草、茵陳各30克。上列四味去雜質洗淨，加水煎煮三十分鐘，去渣取汁，調入白糖。分餐飲用。

3. 佛手柑子粥

　　疏肝和胃、行氣止痛。使用佛手柑30克，粳米60克，冰糖15克。水煎佛手柑半小時，去渣，加入粳米、冰糖，再酌加水煮作稀粥。每日兩次，溫熱服食。

4. 三花粥

　　舒肝和胃、理氣活絡。使用茉莉花、生山楂各6克，玫瑰花5克，厚朴花3克，大米60克。大米淘洗乾淨，生山楂去核仁，三花也沖洗乾淨，一起放入砂鍋內，加水煮粥，粥成加冰糖少許。早、晚分食，每日一劑。連服數日。

二、骨質疏鬆症

　　是一種全身骨代謝障礙的疾病。骨組織結構受損，骨礦成分和骨質等比例地不斷減少，骨質變薄，骨小梁數量減少，骨脆性增加和骨折危險度升高便是。骨質疏鬆症通

常分為兩類，一類是原發性骨質疏鬆；一類是繼發性骨質疏鬆。繼發性指女性絕經後骨質疏鬆。老年性骨質疏鬆大都是原發性骨質疏鬆。老年人患病率約百分之六十點七；女性為百分之九十點四。通常使用於防治的藥膳：

1. 甲魚葚杞補腎湯

五心煩熱，或有骨折等症。使用甲魚一隻，枸杞子、桑葚子各30克，熟地15克。用熱水燙甲魚後，去腸雜、頭、爪及甲，切成小塊，同洗淨的枸杞子、桑葚、熟地放入鍋中，加水適量，以文火燉熟即成。食用魚肉、喝湯。滋補肝腎。適用於骨質疏鬆症肝腎陰虛、頭暈目眩、心煩不寐、

2. 枸杞羊腎粥

補益肝腎、滋陰壯陽。使用枸杞子30克，羊腎一具，肉蓯蓉15克，粳米60克。羊腎剖開，去內筋膜，切碎，同枸杞子、粳米、肉蓯蓉放入鍋中，加水適量，用文火煎煮，等粥將成時，加入食鹽調味。早、晚溫熱服食。

3. 苓牡粥

適用於骨質疏鬆症屬脾腎陽虛者，補脾腎、壯筋骨。使用茯苓、生牡蠣各30克，鮮羊肉500克，粳米60克。茯苓、牡蠣煎煮，去渣取汁，放入羊肉、粳米一起煮，待粥熟後加調料調服。可作主食或作早、晚餐時用。

4. 桑杞飯

　　適用於骨質疏鬆症屬肝腎陰虛者。滋陰補腎。使用桑葚、枸杞子各30克，粳米80克，白糖20克。桑葚、枸杞子、粳米淘洗乾淨，放入鍋中，加水適量並加入白糖，以文火煎煮燜成米飯。當主食食用。

三、肩關節周圍炎

　　就是通常所稱「五十肩」（五十歲左右人多發的病症）便是。肩部關節囊和關節周圍組織損傷，退變所引起的慢性炎症反應。俗稱「肩凝症」、「凍結症」、「漏肩症」。初期關節疼痛，活動受限，後其疼痛減輕，但活動障礙逐漸加重。肩關節上舉、後伸、內收、外展、內旋均受限制。病程從數月到數年等。適當療治可癒。肩部肌肉因病萎縮亦有。病因都因年老體虛、氣血不足、肝腎虧損、筋脈失養。常用於幫助調治的藥膳：

1. 烏梢蛇湯

　　適用於肩關節周圍炎屬風寒型，症見肩部疼痛，活動不利者。祛風濕、通經絡。使用烏梢蛇一條，黃酒、薑、蒜適量。烏梢蛇宰殺後去皮、頭尾、腹中雜物，切成段，與清水、黃酒、生薑、蒜泥等一併置入砂鍋中，武火煎開五分鐘，改用文火再煎三十分鐘。分次飲服。

2. 桂麻粥

用於肩關節周圍炎屬虧虛型，症見肩關節疼痛，伸展無力，活動不利者。補益肝腎。使用桂圓50克，黑芝麻30克，粳米100克，白糖60克。黑芝麻炒後研為細末，將桂圓、粳米一起煮成粥，粥熟加芝麻。分次服食。

3. 桃仁粥

用於肩關節周圍炎屬瘀滯型，症見肩關節四周疼痛，入冬、秋尤劇，關節活動受限者。活血化瘀止痛。使用桃仁10克，粳米50克。將桃仁洗淨，粳米淘淨，置入鍋中，放輕水500毫升，用武火煮開五分鐘，改以文火煮二十分鐘。分次服用。

4. 黃豆豬骨湯

祛風通絡、健脾利水。使用黃豆250克，木瓜100克，豬肉骨1,000克，黃酒、生薑、鹽適量。豬肉骨加入黃豆、木瓜、清水用武火煮開十分鐘，在加黃酒、生薑、精鹽等，改以文火煮三十分鐘。分次服食。

5. 鯉魚白芷湯

補虛羸、祛風止痛。使用鯉魚一條，白芷20克，薑、蔥、酒適量。鯉魚去腸、鰓，切成段，白芷洗淨，一起置入鍋中，加清水500毫升，用武火煮開五分鐘，加入薑、蔥、黃酒，改以文火煮三十分鐘，去白芷即可。分次引

用。

四、腰肌勞損

腰部肌肉、椎間盤及韌帶組織的慢性損傷便是。長期坐立工作的人，腰肌受損最為常見。其病因可歸納為三：一、長期工作姿勢不良。如彎腰一側扛抬重物、長期習慣性牽拉工作、累積勞損變性，使組織疲勞產生磨損腰酸背痛。二、腰椎先天或後天畸形。長期臥床，使腰背肌長時間疲勞。三、腰部軟組織及性損傷，治療不當，或反覆受傷，未得充分休息復元。

腰部肌肉的勞損產生腰或腰骶部疼痛，並隨氣候變化或勞累程度，時重時輕，重時甚至於會痙攣，部分肢體受到牽拉產生疼痛。除注意休息，減輕負重，服用藥物和理療外，多食用強健筋骨的食物，服用藥膳很有幫助。常用藥膳：

1. 桃仁薑棗湯

使用桃仁25克，生薑10克，大棗10枚。桃仁洗淨置於鍋中，加清水200毫升，加生薑、大棗，武火煮開三分鐘，以文火再煮二十分鐘。分次食用。

2. 燕窩湯

添精補髓、補氣強腰。使用燕窩30克，粳米50克。粳米、燕窩置入鍋中，加清水500毫升，用武火煮開兩分

鐘，改以文火煮二十分鐘成粥，趁熱食用。分次食用。

3. 羊肉米糕

補腎陽、通筋脈、壯腰脊。使用羊腿肉250克，粳米200克。羊腿肉洗淨，切成小塊，開水浸泡，去盡浮沫，置於鍋中，加粳米及清水500毫升，及火煮開三分鐘，文火煮開三十分鐘。趁熱分次食用。

4. 韭菜籽粳米粥

壯陽固精、溫暖腰膝。使用韭菜籽10克，粳米50克。韭菜籽洗淨炒熟，置入鍋中，加粳米及清水250毫升，用武火煮開三分鐘，改以文火煮三十分鐘。趁熱分次食用。

五、痔瘡

直腸下部、肛管或肛門邊緣的靜脈叢擴張，屈曲和充血形成贅生物便是。有內痔與外痔之分。發生在肛門齒狀線之內的，稱之「內痔」。發生在齒狀線之外的，稱之為「外痔」。兩者同時存在的，稱之為「混合痔」。多見於成人。病因與久立、過度負重、嗜食辛辣、長期便秘、妊娠有關。臨床可發見出血、疼痛、腫脹、脫出、便秘。常用的藥膳：

1. 金針粥

清熱解毒。適用於痔瘡。使用金針菜200克，粳米500

克。粳米淘淨加水煮粥，粥熟後放金針菜煮沸。每日兩次。

2. 杏仁粥

適用於大便乾燥、痔瘡下血等症。使用杏仁20個，大米50克。杏仁去皮尖，將大米煮熟，待粥快熟時，將杏仁放入粥內，粥熟加入白糖即成。晨起空腹做早餐食用。

3. 羊血醋方

適用於內痔出血。散瘀解毒、止血補血。使用羊血250克，米醋300克。待羊血凝固後用沸水燙一下，將血水倒出，切塊，下入米醋內，置於火上煮，加入調料調味。只吃羊血，不飲醋湯。日服一次，連用五日。

4. 空心菜蜂蜜膏

適用於外痔患者。清熱解毒、潤腸通便。使用空心菜200克，蜂蜜250克。先將空心菜洗淨切碎，用紗布絞汁去渣。然後把菜汁放入鍋內，先用大火煮沸，後改用小火煎煮濃縮，至汁液稠厚時，加入蜂蜜，再用小火煮至稠時停火收膏，晾涼後裝瓶備用。每日兩次，每次一匙，用溫開水沖化飲服。

六、脫肛

肛門、直腸和直腸黏膜突出於肛門外的疾病便是。多

因機體虛弱、勞傷耗氣、或病後氣血虛減、或慢性腹瀉或久咳所引起。以老人、小兒、多產婦和久病體虛者發病較多。常用輔助治療之藥膳：

1. 鯽魚黃芪湯

　　適用於脾氣虛弱為主的脫肛。益氣升舉、調和中氣。使用鯽魚150至200克，黃芪10至20克，炒枳殼9克，薑、鹽適量。鯽魚去腮、鱗及內臟，煎黃芪、枳殼，三十分鐘後下鯽魚，魚熟後加少許生薑、鹽以調味。食魚、飲湯。每日一次。

2. 芝麻升麻煲豬大腸

　　適用於脫肛伴大便秘結者。使用升麻10克，黑芝麻5克，豬大腸100克。洗淨豬大腸，將升麻、黑芝麻納入豬大腸內，兩頭用線紮緊，加清水適量煮熟，去升麻、黑芝麻，調味即可。飲湯吃豬大腸。便秘者，可連黑芝麻吃。每日一次。

3. 鰍魚粥

　　補中益氣、祛風利濕。使用大鰍魚250克，粳米100克，火腿末、蔥薑末、料酒、食鹽、胡椒粉、味精適量。鰍魚殺後洗淨，放入碗內，加上蔥薑、料酒、精鹽、火腿末上籠蒸至熟爛，揀去魚刺、魚頭。再把淘淨的粳米放進沸水鍋裡煮成粥，放入魚肉及味精、胡椒粉、豬油，稍煮即可。每日早、晚溫熱服食。

4. 芡實黃芪煲豬大腸

適用於大便溏瀉脫肛者。使用黃芪、芡實各30克，豬大腸150克。將黃芪、芡實、豬大腸一起煲湯，調味後食用。每日一次，連服七天。

第三節　跟痛症及單純性甲狀腺腫疾病常用藥膳

一、跟痛症

患者在行走或站立時，腳跟底部疼痛便是。多數是因慢性損傷所引起。跟骨結節的前緣骨刺常伴隨。老人及體型肥胖者，包括跟下肥肪墊炎、跟腱膜炎、跟下骨膜炎患者，臨床時，常發現。疼痛時，稍休息後可減輕。惟再走動久些，病痛會加重。若跟骨蹠面內側節處有局部壓痛，將來該處可能隆起。常用的藥膳：

1. 平跟痛食

用於跟痛症屬腎虛型。滋腎、養陰、除煩。使用黑芝麻、胡桃肉、黑木耳各500克。黑芝麻、胡桃肉、黑木耳洗淨晾乾，熱鍋中炒熟研末，加白糖攪勻。分次服食。

2. 消腫止痛飲

適用於跟痛症早期者。清熱利濕、舒筋活絡。使用生米仁根、赤豆各30克，木瓜9克。將生米仁根、赤豆、木瓜分別洗淨，一併放入砂鍋中，加水500毫升，急火煮開五分鐘，改以文火煮三十分鐘，去渣取汁。分次飲取。

3. 肉桂粳米粥

用於根痛症中後期，屬腎陽虛型。溫中助陽、散寒止痛。使用肉桂20克，粳米50克。肉桂洗淨，粳米淘淨，置入鍋中，加清水1,000毫升，用武火煮開五分鐘，改以文火煮三十分鐘。分次服食。

4. 壯骨粥

適用於跟痛症中後期。益精血、壯筋骨。使用黃豆100克，豬蹄兩支，粳米50克，薑、蔥、酒適量。將黃豆洗淨泡開，將上述前三者加水一起煮，粥成加薑、蔥、黃酒適量即可。分次服食，連用七日。

5. 龍骨湯

用於跟痛症中後期屬肝腎虧虛型。補肝腎、強筋骨。使用枸杞子、烏首各20克，豬脊骨500克，薑、蔥、黃酒、食鹽適量。將枸杞子、烏首分別洗淨，豬脊骨切成塊，共置入鍋，加清水1,000毫升，薑、蔥和入，用武火煮開，去浮沫煮三分鐘，再加黃酒、食鹽等調料，文火煨

一小時。分次服食。

二、單純性甲狀腺腫

　　是指在無明顯甲狀腺激素分泌下，引起瀰漫性或結節性甲狀腺腫便是。引起腺腫的原因，經臨床檢驗主要有三1.缺碘或需要碘增加，惟過多也會阻礙碘的有機化，一樣引起腺腫。2.攝取過多，抑制甲狀腺激素合成物及藥物。合成物如蘿蔔、洋蔥、捲心菜及大豆類食品。藥物如磺胺類、硫脲類、鋰、鈷、過氯酸鹽、過氨柳酸、含碘藥物。3.遺傳性甲狀腺激素合成障礙。以缺碘最為常見。約百分之九十。根本防治或治療辦法就是多吃海產食物。如海帶、海藻、紫菜、海蜇皮。保存其含碘的成分攝入體內。常用的藥膳：

1. 昆布丸

　　化痰軟堅、活絡散結。使用昆布、海藻、小麥各30克。昆布、海藻洗淨沙石，小麥加適量醋煮乾為細末，煉蜜為丸，如杏核大小。每次服一丸，食後嚼化。

2. 海藻酒方

　　化痰軟堅、活絡散結。使用海藻500克，清酒120毫升。海藻用絹袋盛好，放入酒中浸漬，春、夏浸兩天，秋、冬浸五天。每次服12毫升，稍稍含咽，每日三次。喝完酒，再用120毫升清酒浸泡、服法如前，並把渣滓曬乾

為末，每次服9克，每日三次。

3. 消嬰方

　　化痰軟堅、活絡散節。使用昆布、海藻各30克，黃豆50克。昆布、海藻用水禁泡，然後一起入鍋，加清水煨湯。黃豆煮熟後，加食鹽或白糖適量調味，佐餐食用。

4. 柳根粥

　　去風解鬱、消腫散解。使用柳根100克、青皮30克、貝母20克、大米50克、鮮薑絲、食鹽、米酒等調味。每日一次，分兩次服用。

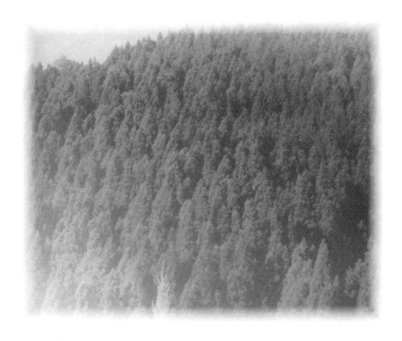

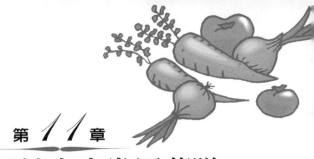

第 *11* 章
鼻耳喉眼科疾病常用藥膳

第一節 鼻竇炎過敏性鼻炎及慢性咽喉
炎常用藥膳

一、 鼻竇炎

　　是一種常見多發病，鼻竇黏膜非特異性發症。鼻竇分四對，及額竇、上頜竇、篩竇和蝶竇。會單獨發病亦會形成多鼻竇炎或全鼻竇炎。依發病性形可分急性鼻竇炎和慢性鼻竇炎。病因複雜。前者多由急性鼻炎引起。後者常因急性鼻竇炎未徹底治好或反覆發作而形成。鼻竇炎也會因游泳汗水進入鼻竇，臨近器官感染擴散，鼻腔發腫妨礙鼻竇引流發炎或其他外傷原因引起。常用助療藥膳：

1. 黃蓮辛夷花研末

　　適用於急性鼻竇炎。使用黃蓮、辛夷花各1克，冰片3克。使用上列材料一同研為細末，取適量藥末吹入鼻腔。每日三次。

2. 魚腦石粉散

適用於慢性鼻竇炎。使用魚腦石粉9克，辛夷6克，細辛3克。冰片1克。以上材料一同研為細末。每日吹鼻三次。

3. 麻黃（幸）辛夷茶水煎

適用於慢性鼻竇炎。使用麻黃、辛夷、甘草、茶葉各3克。水煎後去渣取汁，裝入小藥瓶中備用。每日點鼻三次。

4. 麥冬百合茶水煎

適用於慢性鼻竇炎。使用麥冬、石豪各5克，知母、黃芩、梔子、百合各2克，辛夷、枇杷葉各2克，升麻1克。以水煎服每日兩次。

二、過敏性鼻竇炎

是一種對抗體介導的炎性反應。因抗體組氨等介質的導入，使小血管擴張、血管透性增加、內分泌活動加強所致。其病因歷經長期辨證，在二十世紀才得明確認識，中醫稱之為「鼻鼽」。治療用內服外，藥膳、針灸均可協助改善。常用藥膳：

1. 辛夷雞蛋煮

通鼻竅、止膿涕、去頭痛。使用辛夷花15克，雞蛋兩個。辛夷花放入砂鍋內，加清水兩碗，煎取一碗，雞蛋煮熟去殼，刺小孔數個，砂鍋置火上，倒入藥汁煮沸，放入雞蛋同煮片刻。飲湯吃蛋。

2. 絲瓜藤煲豬瘦肉

清熱消炎、解毒通竅。使用絲瓜藤5克，豬瘦肉50克。近根部的絲瓜藤洗淨，將豬瘦肉切塊，一起放入鍋內煮湯至熟時加少許鹽調味。飲湯吃肉，五次為一療程，連用三個療程。

3. 豬鼻柏葉湯

加清水四碗煎取一碗。使用豬鼻肉50克，生柏葉、60℃米酒各30克，金釵斛5克，柴胡10克，蜜糖60克。豬肉鼻刮洗乾淨，用生柏葉、金釵斛、柴胡一起放入砂鍋內。

4. 黃花魚頭湯

扶正去斜、補中通竅。使用胖頭魚100克，大棗、白朮各15克，黃花30克，蒼耳子、白芷各10克，生薑適量。胖頭魚洗淨後用熱油稍煎待用。將大棗去核洗淨，黃花、白朮、蒼耳子、白芷、生薑共放砂鍋內與魚頭一起煎湯。吃肉飲湯。

三、慢性咽喉炎

　　是咽黏膜的慢性炎症。常為呼吸道慢性炎症的一部分。可分為慢性單純性咽炎、慢性肥厚性咽炎及萎縮性或乾燥性咽炎。其表現出來的病徵是各種不適的感覺，常會遇到的有灼熱、乾燥、微痛、乾咳、多痰、發癢，容易疲勞、說話時噁心作嘔。宜注意不濫用膨大海。有粉塵或刺激性氣體環境應戴口罩。常用藥膳：

1. 蜂蜜茶

　　適用於風熱咽喉腫脹、聲音嘶啞等症。清熱利咽。使用茶葉、蜂蜜適量。茶葉用小紗布袋裝好，置於杯中，用沸水泡茶，涼後加蜂蜜攪勻，每隔半小時，用此溶液漱口並嚥下。見效後連用三日。

2. 黃瓜霜

　　治療咽喉腫脹。使用成熟老黃瓜一條，明礬適量。老黃瓜切開頂端，挖去瓜瓢和瓜子，填滿明礬，仍以原蓋蓋上，用竹籤插牢，用繩拴住瓜體，掛在陰涼通風處。數天後，瓜上出現一層白霜，用潔淨的鵝毛將其輕輕掃下，裝入瓶中備用。需要時用筆管將黃瓜霜吹於咽喉部。

3. 海帶糖

　　海帶300克，白糖適量。使用海帶洗淨切絲，用沸水燙一下撈出，加適量白糖。佐餐食用。

四、急、慢性耳炎

其輔助治療之藥膳，可以比照鼻炎症狀，引用清涼消炎，化膿解毒之要膳服用。

第二節 白內障、假性近視、夜盲症及視疲勞疾病常用藥膳

一、白內障

是眼睛內水晶體發生混濁，由透明變成不透明，阻礙光線進入眼內，影響視力。初期混濁，隨後逐漸加重，甚至失明。據統計全世界約有兩千萬人因白內障而致盲。一億人需要手術恢復視力，以非洲和亞洲國家最多，眼盲患者約一半源自於白內障。白內障病因有三：（一）先天性白內障，（二）外傷或某些內科疾病，如：糖尿病，腎炎及併發症等所導致的白內障，（三）老化。預防白內障在飲食上因注意：（一）攝取足量維生素A.E和維生素E。維生素的補充要適量，不可過量。維生素A是促進眼內感光色素的形成。防止夜盲症和視力減退。維生素C可防止白內障的形成，減少光線和氧對水晶體的損害。充足的維生素E則可在血液中減少誘發白內障發生。減低水晶體內蛋白質凝聚為混濁。（二）補充微量元素。食用含有碘的食物，勿食水晶體內因缺乏誘發水晶體混濁而致白內障。

含碘的食物以動物的肝、腎、心以及魚蝦、乳類、蛋黃、瘦肉、香菇、芝麻、木耳為多。（三）多喝茶，以茶葉中的鞣酸防阻自由基在眼睛水晶體中發生氧化。阻礙白內障程度的加深。常用於幫助治療的藥膳為：

1. 桂圓枸杞清蒸飲

補肝益腎、養血明目。使用枸杞子、桂圓各30克。上列兩味一同放入碗中，加適量水，清蒸即可。分三次服完。

2. 白菜銀耳茶

使用白菜葉60克，銀耳30克，茶葉少許。將上列三味加水煎，去渣取汁。代茶飲。

3. 雞肝薺菜湯

使用雞肝、薺菜各125克，雞蛋一個，適量的薑末、食鹽。雞肝洗淨切小塊，薺菜洗淨切碎，一起放入鍋中加水煮，沸騰後將雞蛋打散入鍋，煮三分鐘，並加入調料調味。

二、假性近視

是指看近處的物體太久，引起睫狀肌持續性收縮調節遲鈍、痙攣，在轉看遠處時，睫狀肌放鬆，造成頭暈、眼脹、視力下退等疲勞症狀便是。功能性轉變，包括調節性

痙攣。是沒有眼球前後徑變長的問題。治療就好，不治療
會復發而已。常用藥膳如下：

1. 菊花枸杞茶

適用於視力衰退目眩夜盲等青少年近視等。疏風明
目、養肝滋腎。使用枸杞子、白菊花各10克，綠茶3克。
將以上各味用沸水沖泡十五分鐘即可。每日一劑，代茶頻
飲。

2. 決明菊花茶

適用於物赤腫脹，目昏乾澀、視力減退，還可治療高
血壓、習慣性便秘等。清肝明目，利尿通便。使用搗碎的
決明子10克，菊花3克，山楂片15克。將決明子、菊花、
山楂片放入熱水瓶內，用沸水沖泡後蓋緊瓶蓋，浸泡三十
分鐘即可。每日一劑，代茶飲用。

3. 三黑粥

補肝益腎、益氣明目。使用黑芝麻、黑豆各25克，黑
米100克。將黑芝麻、黑豆炒脆磨成粉，黑米淘洗乾淨。
鍋內加入清水適量，放入黑米，用火煮至米熟，再加入黑
芝麻、黑豆粉一起煮至黑米爛、黑豆粉熟即成。每日早餐
服食。

4. 羊肝粥

補肝明目。使用公羊肝一具，粳米100克，蔥花、食

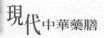

鹽適量。將羊肝洗乾淨，去脂膜切碎；粳米洗淨，同羊肝一起放入砂鍋內熬粥，熬至米爛粥成，加入適量食鹽、蔥花攪均勻即可。每日早餐服食。

三、夜盲症

由於體內缺乏維生素A，視桿細胞對弱光敏感度下降，黃昏以後光線漸暗，得不到足夠維生素A補充，導致適應黑暗的時間延長，出現夜盲現象便是。視網膜上負責感受光線細胞分為兩類。一類是圓柱形的視錐細胞專門強光線；一類是圓柱形的視桿細胞，專門感受弱光刺激，使人在光線較暗情況下仍能看清物體。視桿細胞色變得不到維生素A的補充，對弱光敏感度下降，開啟不了弱光，仍適應黑暗，用此造成人體在黑暗中不能弱光視察，成為夜盲。因此補充維生素A對治療夜盲症是必要的。常用藥膳如下：

1. 菊花丸

適用於命門火衰引起的夜盲症。補腎壯陽明目。使用菊花、肉蓯蓉、枸杞各100克，巴戟天30克。將上述四味製成蜜丸。每次服10克，每日三次。

2. 枸杞豬肝湯

補虛益精，祛風明目。使用枸杞葉、豬肝各100克。枸杞葉洗淨與豬肝一起煮湯即可。調味食用，可長期服

用。

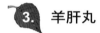

3. 羊肝丸

清肝明目。使用羊肝500克，夜明砂250克，當歸120克，木賊200克，蟬蛻100克。將上列五味製成蜜丸。每次服用10克，每日兩次。

4. 朱砂雞肝蒸

養肝寧神、益氣明目。使用雞肝一具，朱砂0.5克。將朱砂與雞肝拌均勻，並放入小碗內，加入少許水，隔水蒸熱。每日一次。

四、視疲勞

即一般所稱「眼疲勞」。因眼部因素或環境因素造成近距離工作或閱讀不持久、容易疲勞、眼沉目脹、事物模糊、頭昏、噁心、心情焦慮及其他神經症狀便是。眼部因素是只調節異常，輻輳異常、眼肌平衡異常、瞳孔大小異常或某些身體疾病使眼的耐受力降低，引起眼疲勞。環境因素是指照明不良、注視物與背景對比不分明、過於精密的用眼工作、產品或工具過於細小，長時間注視不動、促使視力疲勞。常用輔助藥膳為：

1. 滋腎明目飲

適用於治療勞神腎虛、血少眼痛。能夠養成每日多喝

茶的習慣，不僅可以預防老年性白內障的發生，而且還可阻礙白內障程度的加深。使用當歸、人參、川芎、細茶、白芍各10克，桔梗、甘草、山樞、黃連、白芷各5克，生地、熟地、蔓荊子、菊花各50克，燈芯3克。用陶罐水煎煮。飯後服，當茶飲。

2. 枸杞肉絲

適用於久病體虛、四肢乏力、腎虛目眩、滋陰補腎、明目健身、視物模糊等症。使用枸杞子、青筍各50克，豬瘦肉250克，豬油100毫升，白糖、醬油、食鹽、香油、味精、料酒適量。將枸杞子洗淨，豬瘦肉、青筍分別洗淨切絲。豬油入鍋加熱，將肉絲、枸杞、筍絲、下鍋。烹入料酒，再加入白糖、醬油、食鹽、味精攪勻。翻炒幾下，待熟後淋入香油即可服食。佐餐當菜，每日中、晚餐食用，可下酒。

3. 枸杞豬肝湯

補養肝血，養陰明目。使用鮮枸杞嫩苗100克，豬肝150克，生薑、蔥花、食鹽、料酒、味精適量。將豬肝洗清切成薄片，鍋內油燒熱，放入生薑、蔥花熗鍋，加水煮沸，放入洗淨的鮮枸杞嫩苗即豬肝，加入適量料酒、食鹽、味精，煮至豬肝熟透即可。佐餐食用。

4. 枸杞菊花茶

有滋補肝腎、清熱明目，養血滋陰的作用。使用枸杞

子12克，菊花6克，槐花3克，綠茶2克，使用沸水沖泡，搖盪飲用。可當茶水飲用。

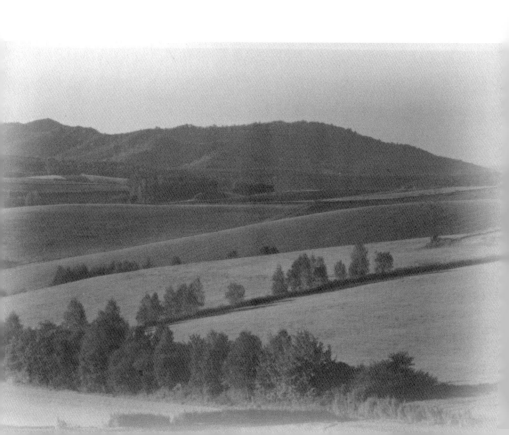

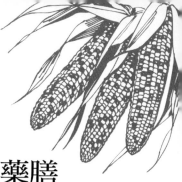

第 *12* 章
皮膚科疾病常用藥膳

第一節　皮膚濕疹、搔癢、蕁麻疹、白癜風常用藥膳

一、皮膚濕疹

由多種內、外因素引起有滲出傾向具六搔癢感，易向慢性轉化，反覆發作及多種型態的表皮炎症。皮膚濕疹可分急性濕疹、次急性濕疹及慢性濕疹。急性濕疹先出現瀰漫性潮紅或密集的粟粒、大豆疹、豆疥瘡，然後轉成水泡，泡破後形成糜爛面。會發生劇烈搔癢、灼痛，予以搔抓或熱水洗澡，糜爛立即向四周擴散，使皮損界無法限制。處理得當，炎症減輕、出現脫屑，皮疹可在二至三週內消退。否則容易發展成次急性濕疹和慢性濕疹。

次急性濕疹是急性濕疹的向外滲出減輕後，皮疹轉為小痘疹、丘疹皰，養感浮面明顯，會深感難忍抑制，處理得當，數週內即可痊癒，否則容易形成慢性濕疹。慢性濕疹，皮膚呈現暗紅色，表面粗糙脫屑、結痂、會苔癬化和

裂現象。搔癢轉劇烈。宜注意飲食，力求清淡素食，忌膏粱滋膩、生吃助濕，油煎炒炸、辛辣刺激及燻烤食物。常用藥膳：

1. 菜根銀花湯

清熱解毒消疹。使用白菜根200克，銀花、土茯苓各20克，紅糖適量。將上述三味藥物以水煎煮，加入適量紅糖調服。每日三次，連服七日。

2. 綠豆海帶芸仁湯

去濕利水、清熱解毒。使用綠豆150克，海帶、薏苡仁各50克、芸香20克，冰糖適量。使用海帶前先用水泡發洗淨、切絲，與綠豆、芸香、薏苡仁一起放入砂鍋，加水煮沸，改以文火煎至豆爛熟，加入冰糖即成。每日兩次，連服七日。

3. 泥鰍紅棗湯

疏風調血。使用泥鰍四條，紅棗15枚，食鹽適量。將泥鰍洗乾淨，與紅棗煎湯，加鹽調味食用。每日一次，連用兩周。

4. 蓮花糯米湯

適用於滋水不斷、腥味而黏、搔癢難忍的皮膚濕疹。使用蓮花五朵，糯米150克，冰糖5克。摘取出開蓮花並用水漂洗乾淨。洗淨糯米，加適量水熬煮成粥，待粥熟後加

入蓮花、冰糖，稍煮即可。每日一次，連用七日。

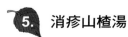 **5. 消疹山楂湯**

健脾消水除濕。適用於慢性濕疹。使用白朮、山楂各20克，粳米100克。前兩味用水煎煮取汁，與粳米一起煮成粥。長期食用。

二、蕁麻疹

於皮膚黏膜小血管擴張及滲透性增加而出現一種局限性水腫反應，以皮膚黏膜的局限性、暫時性及搔癢性呈現潮紅斑在數分鐘或數小時內即會消失的病症便是。

依臨床過程可分為急性蕁麻疹、慢性蕁麻疹、膽鹼能性蕁麻疹、日光性蕁麻疹、物理性蕁麻疹、特發性蕁麻疹。病因明確者，可預防性服用抗組織胺藥物。中醫則分為四型進行治療：即風寒型、風熱型、腸胃濕熱型及氣血虧虛型。1.風熱型：皮膚色紅、灼熱搔癢，遇熱加重，遇冷則輕、會發熱、咽喉腫痛、口渴、舌紅苔黃緊浮數。從清熱疏風進行治療。2.風寒型：遇寒則起，得暖則消，舌淡苔白，脈浮緊，從清風散寒進行治療。3.胃腸濕熱型：相當於胃腸型，從通腑泄弱進行治療。4.氣血虧虛型：相當於慢性濕疹，飲食不良、睡眠不良、神疲力乏、從補氣養血及驅風，進行治療。以上四型常用藥膳如下：

1. 山藥粥

　　適用於蕁麻疹伴氣血不足、面色少華、周身乏力者。使用山藥250克，紅棗10枚，粳米50克。粳米掏淨加水煮，待粥約五成熟時放入山藥和紅棗。每日一劑，連用兩週。

2. 韭菜甘草飲

　　適用於風寒型蕁麻疹。行氣理血。健脾利濕、養血去風。韭菜150克，甘草10克。將韭菜洗淨後切成段，與甘草一同放入鍋中，加水適量，煎煮二十分鐘取汁。每日兩次，每次一劑。

3. 桂芍薑棗粥

　　適用於外感風寒型蕁麻疹和營養防衛、疏風散寒。使用桂枝、白芍、生薑、大棗各5克。甘草5枚，粳米100克。上述五味要加水煎熬，每半小時取汁一次，添水再煎，共取三次藥液，倒入粳米煮成粥即可。早晚各食一次。

4. 玉米鬚甜酒釀

　　解熱透疹。使用於風熱型蕁麻疹。使用玉米鬚25克，甜酒釀100克，白糖適量。將玉米鬚放在鍋中，加水適量，煮二十分鐘後撈去玉米鬚，再加入甜酒釀，煮沸後加入白糖調味即可。每日兩次，每次一劑。

5. 香焦仁泥

適用於蕁麻疹伴有大便乾結難下者。疏風散瘀、潤腸通便。使用香蕉兩條，桃仁15克，一起搗爛，調勻服食。每日一次。

6. 馬齒莧地龍飲

適用於急性蕁麻疹和胃腸濕熱型蕁麻疹。清熱息風。使用馬齒莧30克，烏梅、綠豆衣、地骨皮各20克，乾地龍15克。將馬齒莧洗淨後切碎，與烏梅、綠豆衣、地骨皮、地龍一同放入砂鍋內，加水適量，共煎三十分鐘，取汁。每日兩次。

三、皮膚搔癢

僅有皮膚發癢而無原發皮損的疾病便是。可分全身性搔癢症和局部搔癢症。前者與一些慢性內臟疾病有關。後者是誘發和加重成為這些相關內臟疾病的外因而已。中醫稱此搔癢疾病為「癢風」。常用藥膳為：

1. 參棗五味湯

益氣固表、止汗止癢。使用黨參9克、大棗15克、五味子6克。將上述三味藥物同煎，飲湯吃棗。每日一劑，連服七日。

2. 枇杷銀花飲

疏風散熱止癢。適用於風熱型皮膚搔癢。使用鮮銀花10克，鮮枇杷5個。將枇杷洗淨，切開去核並搗爛，放入銀花，用開水沖泡。代茶服用。

3. 杏橘飲

去風清熱、散寒利濕。使用杏仁6克，菊花10克。杏仁去皮並打碎，菊花洗淨。將其放入鍋內，加水適量，燒沸後五分鐘即可。代茶隨飲。

4. 雙花茶

適用於皮膚搔癢較嚴重著。使用生槐花、凌霄花各50克，綠茶15克。槐花、凌霄花用溫水泡開，洗淨去蒂，與綠茶一同用沸水中泡，加蓋悶十分鐘即可。代茶飲用。

5. 桃仁粥

活血、潤燥。適用於皮膚搔癢伴血燥便秘者。使用桃仁10克，粳米100克。桃仁去皮並研碎，加米煮粥。作早餐食用。

6. 蒼耳草粥

清熱去風、利濕解毒。使用蒼耳草20克，粳米100克。將蒼耳草洗淨切碎，入鍋加水用武火煎煮，燒沸後改用文火煮十分鐘，去渣取汁，再將粳米和藥汁放入鍋中煮

粥。每日一次,做早餐食用。

四、白癜風

是一種由多種後天性及原發性因素,促使皮膚和毛囊內黑色細胞破壞、酪胺酸母活性減低或消失,導致黑色素減少或消失,引起局限性或泛發性色素脫失之疾病便是。在臨床上表現為大小不等白斑,無鱗屑或痂皮,毛髮亦會變白,是一種易診難治的皮膚疾病。其皮膚病變,產生白斑,對人體生理功能無重大影響。為因發於人體臉、頸、頭、手等暴露部位,影響外觀,給患者帶來精神上痛苦和煩惱。除以醫療進行減輕疾病外,注意飲食,講究藥膳給予調理,是能改善病狀的。常用藥膳如下:

1. 白芷燉魚頭

促使黑色素原轉為黑色素。使用白芷10克,魚頭(胖魚頭或草魚頭)一個,調為適量。取白芷、魚頭,加適量水燉湯,油鹽調味食用。長期食用。

2. 芝麻鹽

移除局部異常黑色素細胞及再生黑色素。使用黑芝麻、鹽少許。黑芝麻炒熟加鹽,研碎成芝麻鹽,與饅頭、麵包或拌粥食用。每日吃50克。

现代中華藥膳

3. 白酒芝麻油

適用於白癜風，尤其是面部白斑風患者。增膚色、去白斑。使用白酒、芝麻油。用白酒10毫升送飲10毫升芝麻油。每日兩次，連用兩個月。

4. 黑豆粥

黑豆除含有豐富的蛋白質、卵磷脂、脂肪及維生素外，還含有黑色素原及菸酸。經常食用黑豆可以促使黑色素原轉變為黑色素。黑豆、粳米各100克。使用黑豆、粳米一起煮成粥。可做主食。

5. 苜蓿粥

啟動局部異常黑色素細胞再生黑色素。使用苜蓿嫩芽20克，粳米100克。將粳米淘淨加水以文火沸煮，待粥熟放入洗淨的苜蓿嫩芽即可。

第二節　頭髮白、頭皮屑、脫髮常用藥膳

一、頭髮白

俗稱「少年白」也就是一般人頭髮還可能是黑色時，就要變白的情形便是。頭髮有先天性少年白後天性少年白之別。先天性少年白，多與遺傳有關係，不易治療。後天

性少年白，主要因素是缺乏蛋白質和高度營養不良、促成早生白髮，食品中缺乏微量元素銅、鈷、鐵也會導致白髮。同種除體質的不同，天生就有不同的顏色。一般黑色頭髮都含有銅鐵混合物及其他元素。當含鎳微量元素增多時，頭髮變成灰白色；髮中含有鈦微量元素，就變成金黃色；含有銅微量元素就會變成赤褐色；含有銅和鈦微量元素就變成棕紅色。所以頭髮顏色除天生本質養分的不同而有產生不同的顏色。後天可靠染色的功夫，使頭髮變色。要防止少白頭，從身體維持其本身顏色，就要在飲食上注意多攝入鐵和銅、維生素B、C含、B_1、B_2、B_6，及含酪胺酸的食物。如黑木耳、大豆、芝麻、海帶、動物的肝、瘦肉、蛋類、蝦蟹類、硬果類、乾豆之類。也就是中醫所說主張多吃養血補腎的食品。含有蛋白質及微量元素的食物。常用藥膳如下：

1. 桑葚花蜜膏

具有防治白髮功效。使用鮮桑葚1,000克，槐花蜜250克，鮮桑葚洗淨，加水適量煎煮每三十分鐘取煎液一次，然後加水再煎，共取煎液兩次，合併煎液後，再以小火煎熬濃縮，至較為稠黏時，加槐花蜜250克，煮沸停火，待冷卻後裝瓶被用。每次一湯匙，以沸水沖化飲用。

2. 核桃黑芝麻糖

具有防治白髮功效。使用黑芝麻、核桃仁各250克，紅糖500克，食用油適量。將黑芝麻、核桃仁炒熟待用。

紅糖放鍋內，以文火煎熬至較稠厚時，加入黑芝麻、核桃仁調勻，即停火。趁熱將糖倒在表面塗過食用油的搪瓷盤中，待稍冷，將糖壓平，用刀劃成小塊。冷卻後即可隨意食用。

3. 芝麻粳米糊

具有補益腸胃、防治白髮功效。使用黑芝麻200克，粳米300克。將黑芝麻洗淨，曬乾並炒熟，再將粳米用水浸泡一小時，撈出，與黑芝麻混勻研磨，再用紗布加水過濾，去渣，加水煮成芝麻糊即可。經常食用。

4. 四物烏髮湯

具有防治白髮功效。使用黑芝麻、花生、粳米各50克，黃豆30克，核桃20克。上列五味一同煮成粥即可。每日早晚各一次。

二、頭皮屑

是只在頭皮上一種糠秕性、灰白色細小的鱗屑，有搔癢感，是皮膚代謝過程中，無生命不斷地從表皮脫落的角質細胞便是。醫學上稱之為「頭皮糠疹」直徑小於0.2公厘，肉眼看不見。大於0.2公厘，肉眼看的見的，稱之為頭皮屑。

頭皮屑是頭皮的真皮細胞分治加快，導致頭皮表皮層的加速脫落，促成頭皮屑分裂加快的微生物是糠秕馬拉垃

菌，因此使用含有可控制馬拉色的「酮康唑」的洗髮精可減少頭皮屑的產生。當發生對酮康唑產生抗藥性情況，越洗屑越多，就要換不同品牌的洗髮精。治療頭皮屑的藥膳：

1. 菠藥粥

養血潤燥、健脾益氣。使用菠菜、大米各50克。將菠菜洗淨，煮去澀味，切段備用，再將白米淘淨，放入鍋內，加上適量的水熬至米熟湯稠，再將菠菜放入粥內，繼續熬至粥成。空腹時服用，每日一次。

2. 薏米綠豆湯

清熱除濕、利水消腫。使用薏米200克，綠豆50克。將薏米泡軟、煮熟再加上綠豆煮熟即可食用。每日一劑。

三、脫髮

是指頭皮脂肪過量溢出，形成髮落的皮膚病便是。頭髮溢出脂髮，油膩潮濕，偶爾伴有頭皮搔癢。從頭部的額角，前額及頭頂中間開始，逐漸瀰漫整個頭頂。嚴重時，脫髮已變成油光發亮，未脫頭髮細嫩枯黃。中醫認為髮為血之餘。生長與否在於腎。髮的營養再於精血。所以治療脫髮宜滋補肝腎，補氣益血，食用富有鐵質物質及含鹼性的新鮮蔬菜水果。常用的藥膳：

1. 人參龍眼瘦肉燉

適用於婦女產後氣血虧虛所致脫髮者。使用瘦豬肉150克，龍眼肉20克，人參6克，枸杞子15克。將豬肉洗淨切塊，龍眼肉、枸杞子洗淨，人參進潤後切薄片，放入瓦罐內，加水適量，以文火隔水燉至肉熟即可食用。每日一次。

2. 首烏豬腦湯

適用於腎虛脫髮者。豬腦1個，何首烏300克，核桃仁30克。將何首烏水煎，去渣取汁，用汁燉核桃仁與豬腦，熟後調味服用。每天一次，直至長出新髮。

3. 生髮粥

對脂液性脫髮、產後脫髮、病期脫髮等均有療效。使用黑豆500克，粳米50克。黑豆、粳米以文火熬煮成粥即可。每日兩次，可長期服用。

4. 黑豆枸杞燉羊肉

適用於婦女產後脫髮者。使用枸杞子20克，黑豆30克。羊肉150克，薑、鹽適量。先用開水除去羊肉腥味，再將枸杞子、黑豆與羊肉一起放入鍋內，加水適量，煲兩小時，加入薑、鹽適量便可。每日一次。

5. **首烏黃花煲雞蛋**

適用於氣血兩虛所致鬢鬚早白、脫髮過多者。補肝滋腎。使用何首烏60克，黃、茯苓各30克，雞蛋兩個。加水500毫升一起煮，雞蛋熟後，去殼取蛋再煮約五分鐘。吃蛋飲湯，早晚各服一次。

第三節　痤瘡、酒糟鼻、黃褐斑、脂溢性皮炎常用藥膳

一、痤瘡

是指年輕人的臉面、上胸、肩、背等皮脂豐富的部位，常長出丘疹、黑頭粉刺，受擠壓後，會繼發感染，形成膿性痤瘡。炎症潛在內部發展成結節性或囊腫性痤瘡。消退後形成疤痕痤瘡。患者皮膚皮脂若繼續溢出，毛孔會擴大變化，向外擴展。臨床上發現痤瘡可分為尋常痤瘡、惡病質痤瘡、聚合性痤瘡、熱帶痤瘡、壞死性痤瘡、月經前痤瘡、剝脫性痤瘡、嬰兒痤瘡及爆發性痤瘡。每類痤瘡都有其療治時應注意的重點。一般言之。應注意患處皮膚清潔，養成良好衛生習慣，多吃纖維食物，蔬菜水果，多飲水，不吃辛辣食物，大小便要暢通，心情要保持舒暢。常用藥膳：

1. 海帶綠豆湯

適用於防治痤瘡。使用海帶、綠豆各15克,甜杏仁9克,玫瑰花10克,紅糖適量。將玫瑰花用布包好,與各藥同煮後,去玫瑰花,加紅糖食用。每日一劑,連用一個月。

2. 防痤果菜湯

清熱解毒殺菌。使用小白菜、芹菜、苦瓜、檸檬、蘋果、綠豆、蜂蜜適量。將綠豆煮三十分鐘,濾其汁;將小白菜、芹菜、苦瓜、蘋果分別洗淨切段或切塊,攪汁,調入綠豆汁,滴入檸檬汁,加蜂蜜調味飲用。每日兩次。

3. 雪蘿芹菜汁

清熱去火潤膚。使用紅蘿波一條,芹菜、雪梨各150克。將上列三味洗淨後放入果汁機內攪。飲其汁,每日一次。

4. 薏仁綠豆防痤

適用於油性皮膚的痤瘡患者。使用綠豆、薏苡仁各25克,山楂10克。將綠豆、薏苡仁、山楂洗淨,加水500克,泡三十分鐘後煮開,幾分鐘後即可停火,不要掀蓋,燜十五分鐘即可。當茶飲,每日三次。

5. 消炎枸杞粥

托毒排邪、消腫退腫。使用枸杞子30克，白鴿肉、粳米各100克，鹽、味精、香油適量。洗淨白鴿肉。剁成肉泥。將枸杞子和粳米洗淨，放入砂鍋中，加鴿肉泥及適量水，以文火煮粥，粥成時加入食鹽、味精、香油，拌均勻即可。每日一劑。分兩次食用，連服十天。

二、酒糟鼻

是一種慢性炎症皮膚病，又稱酒糟鼻、赤鼻或玫瑰痤瘡，造成原因是由於皮膚的免疫力降低，代謝活力下降，使毛囊裡蟎蟲大量繁殖引起皮膚感染。初期，即紅斑期，外鼻皮膚發紅（鼻間最為顯著），血管明顯擴張。進入中期，即丘疹膿症期。鼻皮膚小血管擴張代謝枯狀明顯露出。末期即鼻期，皮脂腺分泌旺盛，鼻子又紅又亮，皮膚增厚，甚至長出皮疹或小膿瘡，外觀粗糙不平如酒糟樣。

治療和預防，首先應從改善皮膚的代謝活力著手。全面提高皮膚的免疫能力。使皮脂腺可以正常分泌油脂。避免給蟎蟲製造生存環境，引起皮膚病。平時要戒菸戒酒，少時吃辛辣食物。常用藥膳如下：

1. 山楂粥

適用於患者鼻初期。使用乾山楂30克，粳米50克。將上述兩味混合，按常規煮成粥即可以。每日食用一次，連

吃七日。

2. 馬齒齦花薏仁粥

適用於酒糟鼻丘疹期。使用馬齒莧，薏苡仁各30克，銀花15克。用三碗水煎銀花至兩碗時去渣，與馬齒莧、薏苡仁混合煮成粥。每日食用一次，連續食用十五天。

3. 三皮醃

清熱利肺。使用西瓜皮200克，冬瓜皮300克，黃瓜400克，鹽、味精適量。除掉西瓜皮的蠟質外皮和冬瓜皮的絨毛外皮，洗淨；黃瓜去瓜瓢洗淨。將以上三味混合煮熟，待冷卻後，切成條塊，放置於容器中，用適量鹽、味精醃漬一～兩小時即可。隨時食用，可長期服用。

三、黃褐斑

是一種色素增加性皮膚病。在臉部皮膚出現大小不等，形狀不一的色素斑，皆為深褐色、黃褐色、咖啡色或淡黑色，分佈在眼眶周圍附近、額頭、顴頰、鼻邊和嘴唇周圍。分佈界線清楚、表皮光滑、不痛不癢，沒皮屑的皮膚病便是。常繼發於妊娠、肝病、肺結核、慢性酒精中毒、癌症和服用避孕藥（苯妥英鈉）之後。因黑色素細胞活性增加所致。中醫稱為「面塵」或「蝴蝶斑」。氣血不和、氣滯血瘀所致。常用藥膳如下：

1. 清斑湯

清熱調血清斑。使用絲瓜絡、僵蠶、白茯苓、白菊花各10克，珍珠母20克。玫瑰花3朵，紅棗10枚。上列七味同放入鍋中，加清水200毫升，煎取濃汁50毫升。飯後服用。每天中、晚兩次，連用十天。

2. 牛奶桃仁芝麻糊

潤膚悅顏。使用核桃仁30克，牛乳300克，豆漿200克，黑芝麻20克，白糖適量。將核桃仁、黑芝麻放於小磨中磨碎，與牛乳以及豆漿調均勻，放入鍋中煮沸，再加白糖適量。每日早晚各吃一小碗。

3. 雞血藤湯

活血補血、通絡消斑。使用雞蛋兩個，雞血藤30克，白糖適量。加清水兩碗一起煮，蛋熟去殼再煮片刻，煮成一碗，加白糖少許，調味即可。喝湯吃蛋，每日一次。連用十天。

4. 三仁美容湯

活血化瘀、潤腸通便、護膚美膚。使用桃仁、甜杏仁、白果仁、冰糖各10克，雞蛋1個，粳米50克。將桃仁、甜杏仁、白果仁等三味研成細末，粳米洗淨，放入砂鍋內，加桃仁等三味中藥細末和適量水，旺火煮沸，打入雞蛋，改用文火煮成粥，粥成時加入白糖調均勻。每日一

劑，早餐食用。三十劑為一個療程。

5. 豬腎薏仁粥

補腎益膚。使用豬腎一對，山藥100克，粳米200克，薏苡仁50克。豬腎去筋膜腥臊，切碎洗淨，與去皮的山藥、粳米、薏苡仁一同放入鍋內，用小火煮成粥，加調味料調味。每日一次，分頓服用。

四、脂溢性皮膚炎

是指因皮膚油脂分泌過多，導致真菌侵入，促使皮膚出現慢性炎症，毛髮脫落便是。皮脂分泌過多和神經系統或內分泌功能失調或素食刺激性食物有關。又頻繁洗頭，使皮脂分泌過多，也會引起脂益性皮炎。症狀依臨床分析，有濕性脂溢性皮炎、乾性脂溢性皮炎之分。前者以毛囊口為中心的皮膚炎。會出現小丘疹，逐漸擴成油脂性鱗屑斑塊病發癢。嚴重者會產生污穢的痂皮。此後脫髮。後者炎性較乾燥，會有灰白色糠秕狀鱗屑，並發癢。患者宜注意休息，減少失眠，要有適當運動，不焦慮。忌食辛辣刺激性食物。

中醫常以清熱解毒，散結消腫，燥濕止癢方法治疾。常用藥膳如下：

1. 薏仁蘿蔔粥

清熱利濕。使用蘿蔔纓、馬齒莧、薏苡仁各30克。將

上列三味洗淨，蘿蔔纓汗馬齒莧切碎，加水適量，連同薏
苡仁煮粥。每日一劑，一個月為一療程。

2. 大棗豬油湯

適用於乾性脂益性皮炎。去風清熱、養血潤燥。使用
大棗100克，生豬油50克。將大棗、生豬油放熱鍋內加水
適量，煮熟食用。每週三次，一個月為一療程。

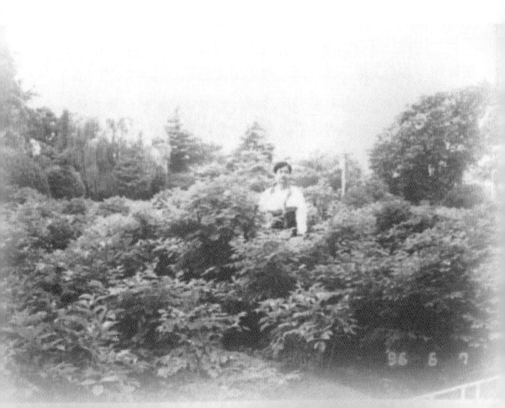

編後語

　　轉眼間來美國執業已過兩年。能夠將在國內學習的中國醫藥實務工作在加州發揮感到很安心。只是遠離故鄉，聯繫親友、閒話家常不能隨心所欲，有時會感到落寞。自己有空時就想作些自己想作的事。這本《現代中華藥膳》就是在這空閒期間將平常和僑胞閒聊或工作上接受患者詢問時所作答覆並自行進修筆記加以彙整成本。其中部分資料也曾在衛視地方台接受訪問發佈過。唯掛一漏萬，在所難免，尚請長輩先進多方指導斧正，使能更加惠及大家，則感激不盡。

　　中華藥膳在中國已流傳三千多年，有《黃帝內經》就開始有「醫食同源」、「醫食同用」、「先食後用」的基本觀念和看法，用以調適生活方式。期能健康益壽，防治疾病。二十一世紀的今天，醫藥生技日進千里，這三點醫療原則仍然重要，為大家謹慎運用的。

　　使中華藥膳能迎合大眾口味，不論東方人或西方人都喜愛它，做到「大眾化」、「普遍化」、「生計化」，人人吃得起，材料容易找，便宜又方便；作法也容易學，將是關心中華藥善發展者努力的方向，當努力以赴。謝謝。

作序者及編著者簡介

作序者

一、張成國先生

（一）現職

1. 中國醫藥研究發展基金會董事長（www.ctmd.org..tw）
2. 阿國中醫診所院長
3. 中國醫藥大學董事長兼任教授
4. 財團法人千禧之愛基金會董事長
5. 財團法人中華醫藥促進基金會董事
6. 財團法人國際醫學科學研究基金會董事
7. 財團法人工業技術研究院兼任顧問
8. 中國醫藥大學附設醫院顧問

（二）經歷

1. 行政院衛生署中醫藥委員會主任委員
2. 高雄市立中醫醫院首任院長
3. 教育部醫學教育委員
4. 中國醫藥學院附設醫院針灸科主任

5. 中國醫藥學院針灸研究中心主任
6. 台北市立榮民醫院顧問
7. 經濟部技術處中草藥產業技術推動辦公室顧問

二、伍世文先生

（一）現職
1. 中華民國總統府顧問
2. 華僑協會總會長

（二）經歷
國防部海軍總部總司令

三、陳哲煌先生

（一）現職
內兒科哲煌診所院長

（二）經歷
1. 署立中興醫院內科主治醫師
2. 南投縣醫師公會理事
3. 南投縣醫師公會監事

編著者

陳奕峰

學經歷

1. 美國加州針灸師（中醫師）檢定及格　I-Feng Health Care 負責人　大學副教授
2. 世界衛星電視加州地方台藥膳節目主講人
3. 北京中醫藥大學中醫學系畢業
4. 南京中醫藥大學國際學院講師
5. AUTT神經反射種子療法執行師

參考書目

1. 中醫基礎理論　劉燕池、郭震珍 主編　科學出版社
2. 黃帝內經　經典醫學文獻　北京中醫大藏書
3. 難經　張仲景 著　北京中醫大藏書
4. 金匱要略　王叔和 著　北京中醫大藏書
5. 針灸甲乙經　黃莆謐 著　北京中醫大藏書
6. 諸病源候論　巢元方 著　北京中醫大藏書
7. 小兒藥症直決　錢移乙 著　北京中醫大藏書
8. 三因極──病症方論　陳言（無擇）著　北京中醫大藏書
9. 醫林改錯　王清任 著　北京中醫大藏書
10. 千金藥方　孫思邈 著　北京中醫大藏書
11. 食治篇　孟先在 著　北京中醫大藏書
12. 本草綱目　李時珍 著　北京中醫大藏書
13. 本草經　漢代　北京中醫大藏書
14. 銀華飲食譜　梁叔熒、陳文宗 著　喜鵲出版社
15. 元氣藥　林淑雯 主編　文經出版社
16. 藥膳專家的1001養生事典　漢宇國際文件公司
17. 食物與療症　安瑪麗著　世茂出版社
18. 中國醫藥常識　張成國主講　僑務委員會函校
19. 食療養生真言　張成國 編著　元氣齋出版社

20. 自然免疫養生　廖桂聲著　書泉出版社
21. 怎樣吃最健康　莊靜芬著　文經出版社
22. 中國醫學與現代生活應用　胡仲權著　新視野圖書公司
23. 天然食療最健康　王曉菁編著　星定石文化公司

國家圖書館出版品預行編目資料

現代中華藥膳／陳奕峰編著. -- 初版. -- 臺北
市：萬卷樓, 2010.09
面；　　公分
ISBN 978－957－739－690－7 (平裝)
1.藥膳 2.食療

413.98　　　　　　　　　　　　　99017848

現代中華藥膳

編　　著：陳奕峰
發 行 人：陳滿銘
出 版 者：萬卷樓圖書股份有限公司
　　　　　臺北市羅斯福路二段 41 號 6 樓之 3
　　　　　電話(02)23216565 · 23952992
　　　　　傳真(02)23944113
　　　　　劃撥帳號 15624015
出版登記證：新聞局局版臺業字第 5655 號
網　　址：http://www.wanjuan.com.tw
E － mail ：wanjuan@seed.net.tw
承印廠商：中茂分色製版印刷事業股份有限公司
定　　價：240 元
出 版 日 期：2010 年 9 月初版